教科書やガイドラインではわからない！

糖尿病薬物療法の裏ワザ豆知識

弘世貴久
東邦大学医学部内科学講座糖尿病・代謝・内分泌学分野 教授
〔著〕

JN047683

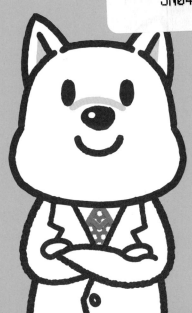

南江堂

はじめに

　南江堂さんが「今度は飲み薬の本を書きませんか？」と声をかけてくださりました．これまでインスリンの本は単著で 3 冊，医局員の合作で 1 冊書いていましたが，飲み薬を含む薬物療法全体の書籍ははじめてです．糖尿病の薬物療法，もちろんインスリンだけでは済まない世界．しかも現在カテゴリーだけで 7 種類 (間もなく 9 種類になりそうです) もあるのです．私が医師になった 1985 年，経口糖尿病治療薬はアセトヘキサミド (ジメリン) やトルブタミド (ヘキストラスチノン) くらいしか使われていませんでした．メトホルミンもありましたが，そんな「怖い薬」を使う変わり者の医師は私の周りには居ませんでした．そして SU 薬がダメなら中間型のインスリンを朝 1 回注射に切り替える．もう糖尿病の薬物療法といったらこれだけしかなかったのです．それが今では選択肢は山のようにあります．使い方のフローチャートの提案もあちこちで示されていますがなかなか定まりません．臨床研究で A 薬は効果的だ，とか B 薬は C 薬より効果的だとかいったデータはたくさん発表されています．でもどうでしょうか？　結局，患者の病態に合わせるというのが結論です．アメリカ糖尿病学会やヨーロッパ糖尿病学会の発表した糖尿病の薬物療法のフローチャート (8 章-3 図 1 [p.82] 参照) はメトホルミンこそ第一選択薬になっていますが，あとはその患者が抱えている合併症 (動脈硬化性心疾患，心不全，慢性腎臓病，肥満など) と大規模臨床研究で証明されたエビデンスに基づき，2 剤目，3 剤目と決めていきます．

　しかし，「糖尿病の病態に合わせて」使用するという部分は相変わらず主治医に全部お任せ状態です．だって患者背景やエビデンスに合わせてその薬剤を使ったら「よく効く」とは限らないですからね．おそらく欧米は肥満をベースとするインスリン抵抗性主体の 2 型糖尿病が大部分なので思い切ったフローチャートをつくれるのでしょうが，日本はかなりカオスの状態です．ただ，これはある程度仕方ないのかなと思っています．

　そうすると日々の糖尿病診療のなかで行き詰まったとき，悩むとき，どのような情報が必要でしょうか？　本書ではそんなカオスの糖尿病薬物療法のなかで行き当たる問題点や知っていて損のない情報を筆者の経験や臨床研究の結果に基づき

薬剤ごとに（独断で？）まとめてみました．ぜひ手に取って御一読ください．きっとフムフムと納得いただける内容でいっぱいと自負しています．

最後までお付き合いいただけますと幸甚です．

2020 年 5 月

弘世貴久

目次

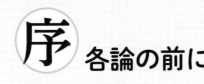

1) 血糖コントロールをなぜ行うのか？

　いきなりエビデンスだけではうまくいかないと申しましたが，もちろんエビデンスは大切です．そもそも糖尿病治療薬を投与する理由は血糖コントロールを改善し，合併症の進展を防止し，健康な人と変わらない生活を担保することにあります．ですからまずは，①血糖コントロールが改善する，②コントロールの改善により，あるいはそれ以外の機序で合併症の発症進展を阻止する，③結果として患者の QOL が向上する，の 3 つをすべて満たす．しかも③は必須事項です．仮に血糖コントロールが改善し，合併症が防止できても患者が不満に満ちた人生を歩んだのであれば治療は失敗ということになります．逆に①の改善が主治医の満足する結果とならなくても，結果的に③が達成された人生であれば万々歳です．なかなか一筋縄にはいきませんね．いかに普段から患者やその家族とコミュニケーションが取れているかということが重要で，血糖値だけ診て治療成功，治療失敗を語っているのではダメだということです．

2) 初診の患者に対する薬物療法

　HbA1c が 10% 以上もある患者が検診で引っかかったといって受診してきました．随時血糖値も 298 mg/dL と高く，健診医からも至急受診が必要といわれたそうです．皆さんもそんな患者を何度も診ることがあると思いますが，果たしてこのような初診患者にどのような薬物療法が必要でしょうか？　それを決めるのは HbA1c の高さではないことをまず強調したいと思います．どのような薬がよいかとまず考えるよりも大事なのは，この患者がなぜ HbA1c 10% 以上になっているかということです．とにかく問診してください．HbA1c 10% 以上の患者といっても一様な集団ではありません．大きく次のように分かれると思います．

　　①ペットボトル症候群などに代表される患者で，口渇，多飲，多尿，体重減少
　　　といった高血糖症状や代謝失調症状がはっきりあるもの
　　②慢性的な過食が続いて高血糖となっているが高血糖症状，代謝失調症状はまっ
　　　たくないもの

③比較的生活習慣には大きな問題はないが家系に糖尿病の人がいるなど遺伝的背景の濃いもの．やはり慢性高血糖があるが代謝失調症状はない．

　これらのなかですぐに薬物療法が必要なのは①の一部と考えます．このような患者のなかには当然1型糖尿病が含まれています．そうでなくてもケトアシドーシスの患者もいます．口渇，多飲，多尿だけでなく，悪心，嘔吐，過呼吸などの症状にも注意してください．ケトアシドーシスの症状として特に消化器症状は注意を払っておく必要があります．救急当直での失敗例として，ケトアシドーシスの消化器症状を急性胃腸炎と間違えて点滴と抗菌薬で帰してしまうことがあげられます．ケトアシドーシスや重症のケトーシスの場合は，いずれも緊急入院してインスリンを使用した管理が必要です．入院がどうしてもできないペットボトル症候群などでは，外来でインスリン導入することもしばしばあります．代謝失調があってもケトーシスになっていない患者は，甘いもの禁止，水分はお茶とお水だけにするだけでも一気に病状が改善することがありますので，頻回に外来受診させて経過をみることもできますが，なかなか判断が難しいと思います．できれば最低，基礎インスリンだけでも外来導入したいですね．

　それ以外の患者，②や③では入院やインスリンを急ぐ必要はありませんし，もちろん経口薬も使いません．しっかり現状について本人に説明し，HbA1cが高い理由，どこまで下げなければいけないのか？　そしてそれは大部分が生活習慣の問題から起こっている可能性があることを理解してもらいます．できるところまで薬なしで頑張ってみること，それにより現状の悪い状況をきたしている原因が生活習慣によるものなのかどうかを「いっしょに」みてみましょうと提案します．患者のなかには薬を出さないのはヤブ医者だとか，自分はまだ予備軍だと勘違いする人が少なからずいますので，そのあたりの誤解をきたさないように，十分説明する必要があります．どうしても薬を出さないと二度と受診しないのではと思ったときは，私の場合，とりあえずメトホルミンかαグルコシダーゼ阻害薬を処方しています．これらの薬剤は低血糖を単独では起こすことなく，薬価もそれほど高くないからです．

Column 1 治療効果を判定しながら次のステップへ

　自分が処方した薬がその患者に効いているのかどうかをそれ以降の外来で確認するのは，ここで述べるまでもなく当たり前のことでしょう．ところが実際の臨床のシーンではそれがちゃんと果たされていないことがしばしばです．たとえば，初診患者が HbA1c 9.5% とひどく悪かったとします．私ならその患者に代謝失調（口渇，多飲，多尿，体重減少や尿ケトン体陽性の状況）がなければ初回に投薬することはほとんどありません．多くの初診患者は生活習慣の改善の余地がかなりあるからです．いくら HbA1c が高くても栄養指導やちょっとした歩行を毎日の生活に取り入れることでコントロールがみるみるよくなる患者はかなり多いです．つまり生活習慣の改善の効果をまずは HbA1c の改善で実感してもらうのです．ところが HbA1c の初診時の高さに驚いて SU 薬や DPP4 阻害薬などをサッと出してしまうと，かえってよくない状況を招くおそれがあります．ひとつは薬を出してもらった安心感から生活習慣の改善がおろそかになるケースです．糖尿病の治療が薬だけで何とかなると思っている医師はいないでしょうが，患者は意外に「薬で治す！」と思っていることが多いのです．しかし，私が問題だと思うのはこの点だけではありません．先ほども申し上げたように，初診の患者は HbA1c の高低にかかわらず生活習慣の改善でかなりコントロールがよくなるのです．ですから初診でいきなり SU 薬などを処方すると，本来の SU 薬の効果と生活習慣の改善の効果が重なって一気に低血糖になることがあります．このためお腹がすいてしまい，本来頑張ってもらいたい食事療法ができず，過食を誘導してしまうことにもなるのです．SU 薬は悪い薬ではないのですが，間違った処方は患者の QOL を大きく損ねる可能性があるのです．それでは低血糖をきたさない DPP4 阻害薬なら大丈夫でしょうか？学会などの発表で DPP4 阻害薬により HbA1c が低下しやすい症例は投与前の HbA1c が高い患者というのを耳にします．どんな薬を使用しても元の HbA1c が高いとその下げ幅が大きくなるのは考えてみれば当たり前なのですが，それだけにとどまりません．外来でポンと初診間もない患者に DPP4 阻害薬を出すと，実際には生活習慣の改善のおかげで改善した HbA1c なのに薬のおかげと勘違いしてしまうのです．ところが DPP4 阻害薬のセールスポイントである，血糖値が高いときだけ血糖値を下げるという効果が裏目に出て，本来飲まなくても生活習慣の改善だけでよくなるはずの血糖コントロールなのに低血糖にならないのでそれに気づかず（というか気づけない）延々とこの薬を飲み続けなければならなくなるのです．ある意味 SU 薬の方が低血糖になってくれるのでやめられるのかやめられないのかがわかって便利かもしれません．HbA1c が高い患者ほど DPP4 阻害薬が効きやすいなどというデータは最も信じてほしくないデータだということ，おわかりいただけたでしょうか？

① グリニド薬

　私は医師になった最初から糖尿病診療に興味があったかというと，おそらくなかった方だと思います．大阪医科大学を卒業して大阪大学の第3内科に入局したときはとにかく内分泌学に興味がありました．ホルモンの素晴らしい全身作用に学生時代から惚れてしまっていたからです．むしろ糖尿病は，食事制限，運動療法といった「科学的」な香りのあまりしない，人間臭い治療が主体の分野ということで，当初は興味が持てなかったのです．ところが1997年大阪大学の医局から西宮市立中央病院に出向となり一般病院で外来を始めると，もうこれでもかというほどの数の糖尿病患者が押し寄せました．ホント，これは大変と思い糖尿病臨床についてがむしゃらに勉強しましたが，そのうちひとつの病気の患者がこれほどの数いるのだから研究は本当にやりやすい分野だと思うようになりました．そのとき，最初に目にとまったのがちょうど出向して2年後の1999年に発売されたナテグリニド（ファスティック，スターシス）でした．この薬は2型糖尿病患者のインスリン分泌の特徴である，食後の素早い追加分泌の遅延を改善する，速効型インスリン分泌促進薬，という新しい内服薬で，食後高血糖の治療薬ということでした．当時，内服薬として汎用されていたのはSU薬とαグルコシダーゼ阻害薬でした．SU薬だけでは空腹時血糖値を改善できてもなかなか食後血糖の改善が困難な場合が多く，αグルコシダーゼ阻害薬も食後高血糖の治療薬ではありましたがなかなか内因性インスリン分泌の低下したSU薬投与中の症例における効果は部分的でした．そこでSU薬から同じインスリン分泌促進薬であるグリニド薬への切り替えがこの問題を解決すると期待した処方が当初多く見受けられました．しかし，結果はみるも無残，ことごとくこの切り替えにより患者の血糖コントロールは悪化したのです．これを機にグリニド薬は「弱い薬」というレッテルが貼られてしまいました．しかし，この薬が遅れたインスリンの分泌を早める薬であるというのが本当の効果であれば当然の結果だったと思いました．そんなことは他所に私がこの薬に心を惹かれたのは，この薬がインスリンの分泌を早めるという作用でした．そこではじめて"臨床研究"なるものに挑戦することにしました．

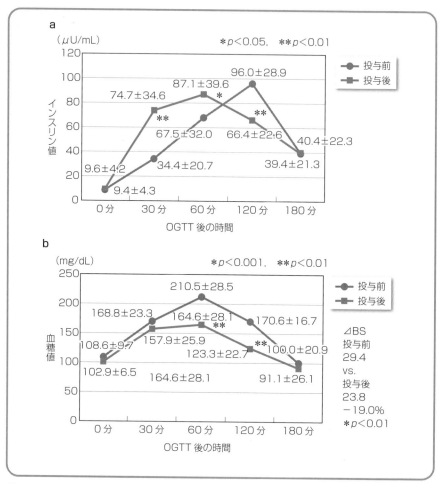

図1　ナテグリニド投与前後の OGTT（IGT 患者 8 例）
a：インスリン分泌動態
b：血糖応答
(Hirose et al. Endocr J 49: 649-52, 2002 より引用)

2 型糖尿病患者における食後のインスリン分泌のタイミングの遅れはその予備軍である境界型の段階で存在するといわれていますが，それを改善してやると境界型が正常型に戻るかどうかという研究です．西宮市立中央病院の人間ドックで境界型と指摘された肥満ありの方 8 名に協力をいただき，再度経口糖負荷試験

（OGTT）を行い，さらに後日，生まれてはじめてナテグリニドを飲んだあとすぐにもう一度経口糖負荷試験を行ったのです．肥満の境界型の方に症例を限った理由は，このような方々はおそらくインスリンの分泌量そのものより分泌のタイミングの遅れが負荷後高血糖に影響していると考えたからです．まずインスリンの分泌ですが，図1aのようにインスリンの分泌のピーク時間が120分から60分にキレイに改善していることがわかりました．しかも180分間で分泌されるインスリンの総量に統計学的な差はありませんでした．これはナテグリニドがインスリン分泌促進薬というより「インスリン分泌パターン改善薬」と呼んだ方がよいと思った瞬間でした．

　しかも，図1bのようにインスリン分泌総量を増やさなくてもタイミングよく分泌すれば境界型が正常型に改善することが，はじめてこのグリニドという薬により証明されたということでした．

　このときからグリニド薬（当時はこのような呼ばれ方はしていなかったのです．グリニド応援団員の私が名づけたことはあまり知られていないです）の虜になってしまいました．以来，グリニド応援団員を自負するようになったのですが，話はさらに続きます．

2. アッという間にどこの医局でも大人気！ BBT からのステップダウンで大活躍. 1回の投与で判定できる効果—効き目がすぐにわかるグリニド薬

　グリニド薬は速効型インスリン分泌促進薬という名前でも呼ばれる内服薬で，SU薬と並ぶインスリン分泌促進薬のひとつです．発売当時は食後高血糖の治療薬として注目され，SU薬ではなかなか手の届かなかった食後の血糖値を改善できると考えられて SU 薬からの切り替えが進みました．ところが前述のとおり，分泌促進効果は限定的 (時間的に) なため SU 薬からの切り替えではことごとく血糖コントロールの悪化をきたし，弱い薬，効かない薬としてその地位はあまり上がらないまま現在にいたっています．特に DPP4 阻害薬が上市して，1日1回飲めば食後の血糖値もコントロールできるようになって，さらにその市場での評価は下がっていきました．そういう不遇な内服薬ではありますが，臨床の様々な側面でこの薬は非常に存在価値が高いと私は考えています．日頃から自称「グリニド応援団員」といっているぐらいですから．

　この薬は食前3回服用という点では αグルコシダーゼ阻害薬と比較され，その使い分けについて多くの先生から質問いただいてきました．ところがいずれの薬も内因性インスリン分泌の残存している症例に向いているという点では差がありません．C ペプチドインデックスがいくつ以上だと効きやすいといったデータもありますが，私はそのような検査はまったく不要と考えています．なぜかというと，グリニド薬は1錠飲めばその患者に効果があるのか否かが服薬2時間後すぐにわかるからです．多くの経口糖尿病治療薬はその最大作用が内服開始数日後に出ると思われますが，グリニド薬は直後！まさに超速効型インスリンと同じ打ったあとすぐ，飲んだあとすぐに効果が判定できるのです．ですからこの薬が効くかどうか早く知りたいときは，薬を飲んでごはんを食べてもらい，2時間後に血糖値を測りましょう．飲んでいないときと飲んだとき，同じ内容の食事をしてもらい比べるのです．効果があるか否かは一目瞭然です．つまりグリニド薬は「最初の1錠で最大効果が出る」ということで非常に作用がわかりやすい薬なのです．

　そのわかりやすい作用を活かすのが基礎インスリンと併用した際です．われわれはグラルギンを使った一連の研究 JUN-LAN Study を過去に発表しましたが，そのなかでグラルギンとミチグリニド (グルファスト) の併用に関する実臨床に即し

た研究を報告しています.

　血糖コントロールの悪い患者で手術が必要となったとき感染予防も含めてインスリンを導入しコントロールの改善を目指すことがよくあります. 多くの場合,手術に先駆けて 4 回注射の Basal Bolus Therapy (BBT) にするでしょう. 無事, 手術も終わって退院間近となったとき BBT のままで退院するのは患者も納得がいかないと思われるかもしれません. そんなとき, 一気に DPP4 阻害薬や SU 薬に切り替えるのは, その効果がわからないため無謀と思います. こんなとき, BBT のうち追加インスリンをグリニド薬に変更し, 持効型溶解インスリンは継続するという手法を私たちは頻用してきました. この方法がすべての BBT 治療でコントロール良好な人にうまくいくかというと, おそらく半分くらいの患者はダメでしょう. 奏効率 50% ではダメじゃないかといわないでください. グリニド薬のよいところは前述したとおり, そのよい 50% に入るのか, 悪い 50% に入るのかが, 1 錠飲むだけですぐにわかるところにあるのです.

　具体的に説明しましょう. この併用療法が使用されるのはインスリンの導入よりむしろ離脱の局面です. 入院でのインスリン導入では一般的に BBT が行われます. 良好なコントロールとなり内因性インスリン分泌がそれなりに維持されている患者では, 注射の回数を減らすことも考えなくてはなりません. 以前よく行われてきた 4 回注射の退院時のレジメンは, 是非はともかく混合型 2 回注射への変更でした. しかし, 優れた基礎インスリンや内服薬の登場により, 混合型 2 回注射の活躍の場は極めて限定的となっています. 一方, インスリンを完全に離脱する場合は基礎分泌の補充が必要なためグリニド薬ではなく SU 薬への切り替えが行われてきました. しかし, 経験的にはこのような切り替えにより, どれぐらいの期間, 血糖コントロールが保たれるかというと, 多くの患者で食後高血糖のコントロールができないために, 早晩インスリン治療に戻ってしまいました. しかも高齢者では夜間の低血糖のリスクを負わせることになり, 最近では避けられることが多いです. 結局 4 回注射を嫌った患者 (あるいは医師?) は混合型の 2 回注射に落ち着くことが多かったのですが, これも「そこそこのコントロール」のわりに低血糖も多く, あまり勧められません. そこでわれわれは 4 回うちで良好なコントロールを得られた患者に対し, いきなり SU 薬に切り替えるのではなく, 持効型溶解インスリンはそのまま残し, 超速効型インスリンの部分をグリニド薬に 1 日だけ切り替える方法を検討しました (図 1) (JUN-LAN Study 5).

　対象は血糖コントロールのため入院中の 2 型糖尿病患者 30 名で, 背景は図 2

| アスパルト | アスパルト | アスパルト | グラルギン |

超速効型インスリン3回打ち＋グラルギン眠前1回で良好な血糖
コントロールが得られている入院患者30名

↓

| ミチグリニド | ミチグリニド | ミチグリニド | グラルギン |

超速効型インスリン3回をミチグリニド20mg×1日3回食前に
変更して，グラルギンは同量のまま継続し，血糖コントロールを
比較.（M値を用いた方法で評価）

図1　BBT（Basal Bolus Therapy）からグリニド薬を用いたBOT（Basal-supported Oral Therapy）への変更

（Yoshihara et al. Endocr J 53: 67-72, 2006 より引用）

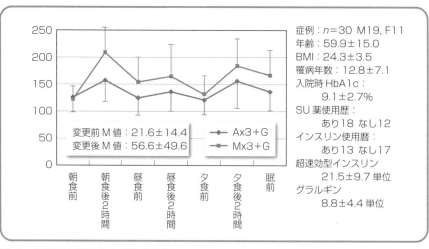

図2　全症例の背景および治療効果

Ax3：アスパルト1日3回注射
Mx3：ミチグリニド（グルファスト）1日3回内服
G：グラルギン
（Yoshihara et al. Endocr J 53: 67-72, 2006 より引用）

に示すとおり，病歴や薬剤使用歴からは，一般にグリニド薬が適応と考えられて
いる早期糖尿病とはやや異なる患者群です．4回注射時の1日7回測定の日内変

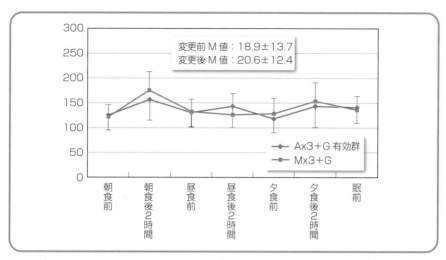

図3　有効例 15 例のアスパルトからミチグリニドへの変更前後における血糖日内変動
（Yoshihara et al. Endocr J 53: 67-72, 2006 より引用）

動を翌日のミチグリニド 20 mg 各食直前投与＋グラルギンでのそれと比較しました．切り替え前後の 7 点測定血糖値の平均ではグリニド薬に変更すると明らかに悪化するのがわかります（図 2）．しかし，30 名中 15 名が変更前後で変わらず良好な血糖コントロールが得られたのです（図 3）．この切り替えでコントロールが良好であった 15 名は，その後少なくとも半年間は良好なコントロールが維持されることもフォローアップしています．これは 1 日あるいは 1 回のグリニド薬投与の効果を確認すればその後も大丈夫ということなので，外来で BBT 中の患者のステップダウンにも適用可能です．最初は 3 錠だけ処方してどこか時間のある 1 日，Bolus インスリンの代わりにグリニド薬を飲み血糖自己測定のデータをつけてもらい，次の外来診察でみせてもらいます．うまくコントロールがついていたら，次の外来では 1 ヵ月分のグリニド薬を処方しましょう．Bolus インスリンの処方はもう不要です．

　ところで，コントロールが良好であった 15 名はそうでなかった 15 名との比較で，若年者，BMI が大きい者，体重あたりの超速効型インスリン使用量の少ない者，といった条件に有意差がありました．ただし，決してその状況が必須ではなく，3 錠だけ処方してみるということが何より重要です（Column 2 参照）．内因

性インスリン分泌刺激がより追加分泌に選択的な薬剤を，基礎分泌を補充するインスリンと併用することにより，このレジメンで導入後，さらに糖毒性の解除や生活改善が進んでグラルギンからの離脱が可能になる症例も散見され，インスリン離脱のための中間段階の治療としても注目に値する治療法と考えています．逆にグラルギン，グリニド薬併用療法中に再びコントロールが悪化した場合は，夕食だけ Bolus インスリンに戻すなど，治療の再強化が簡単にできます．入院でも外来でもできる優れた方法と考えています．一度このようにして使ってみるときっとあなたもグリニド応援団へ入団したくなること請け合いと思います．

この研究は順天堂大学で吉川知明先生が学位研究として行いました．現在東邦大学でともに働いてくれている熊代尚記先生の助力がなくては完成できない研究でした（Yoshihara et al. Endocr J 53: 67-72, 2006）（Kumashiro et al. Endocr J 54: 163-6, 2007）．

Column 2 日常診療のなかでクロスオーバー試験を

　「はじめに」で示したように，Aという疾患に対する治療にBとCという薬の2種類の治療があるとしましょう．どちらが目の前の患者に効果的かを判断する材料には何があるでしょうか？　もちろん無作為割り付けで証明された「有意に効果的」な方を使えばよいでしょう．でもその方法では"はずれ"もあるということを念頭に置くべきでしょう（Column 4 [p.112] 参照）．たとえばαグルコシダーゼ阻害薬とグリニド薬という，いずれも各食直前に内服する食後高血糖をターゲットとした治療薬をまさに食後高血糖のある患者に使うときを想定してみましょう．どちらの薬がこの患者にとって効果的でしょうか？　グリニド薬もαグルコシダーゼ阻害薬もある程度食後インスリン分泌が保たれている患者に効きやすいといわれています．ですからこれでは判別がつきません．仮にグリニド薬が効きやすいかどうかを調べるなら，あなたは空腹時のCペプチド濃度を測りますか？　それとも蓄尿して尿中Cペプチドを測りますか？　答えはノーです．私は普段の診療ではまずグリニド薬が効きやすいか否かを調べるためにそんなことすることはありません．なぜでしょう？　その薬が効くかどうかはその薬自体を飲ませてみればわかるからです．グリニド薬は（αグルコシダーゼ阻害薬も）前述したように飲めばすぐにその人にこの薬が効くのか効かないのかが判別できます．一番よいのは2回同じ朝食を食べてきてもらい，一度は何もなし，もう一度はグリニド薬を飲んで食べてきてもらうというのを比較すればよいのです．食後2時間きっちりでなくて大丈夫です．あまり差がないようでしたら効いていないと考えてよいでしょう．グリニド薬やαグルコシダーゼ阻害薬のような軽症の2型糖尿病患者の薬を決めるのに，ある程度時間をかけても全然問題ありません．これらのどちらがこの患者に効きやすいかを知るには，いずれもの薬を交互に飲んでもらい，より効果の高い方を選択すればよいのです．まさにクロスオーバー試験を普段の診療で行うわけです．この試験の結果により飲むことが決定した薬は患者も自分に合うよい薬だということがシンプルに理解できるので，おそらくアドヒアランスは高くなること請け合いでしょう！

　薬物療法でよく問題になるのがその薬のアドヒアランス，つまりちゃんと飲めているかどうかという問題です．たとえば，経口糖尿病治療薬には１日１回から３回まで，しかも食直前に限る薬から食後のもの．あまり食事のタイミングにこだわらなくてもよいものなど様々です．これを何も考えないでバラバラのまま処方すると，患者もいったいどれがどれだかわからなくなってしまいます．そんな飲み方においても多岐にわたる経口糖尿病治療薬，そのなかでもグリニド薬とαグルコシダーゼ阻害薬は，１日３回各食事直前に服用する必要がある最もアドヒアランスが上がりにくい薬剤です．様々な方法でこれらの薬剤のアドヒアランスを向上させる試みがありますが，私が日常臨床で行っているのは以下の方法です．

　これらの薬剤はそもそも食後高血糖の治療薬です．三度の食後に上昇する血糖値を抑えるのが目的です．ですからまずは食後血糖値がどれくらいの値になっているのかを測定するのは当然でしょう．相変わらず血糖値は空腹時測定と思っている患者（医師も？？）の「空腹時血糖が正常に近いのにHbA1cが上昇している場合には食後高血糖の存在を疑おう」というようなフレーズが聞かれますが，やはりちゃんと食後１〜２時間の血糖値を測定するべきでしょう．そのとき注意するのは何を食べてきたかを聞くことを忘れないことです．診察日だけ特別な食事を食べてきて低くても意味がありません．日常の朝食を摂ってきてもらうことが大切です．そのことで患者の間違った食習慣に気づくこともしばしばです（図１）．図１ほど極端ではなくても主菜がなくてパンとバナナだけ（とても食後高血糖になりやすい）など修正してもらう，食事内容の組み合わせやバランスといった簡単な食事指導を行うよい機会にもなると思います．そしてそれほど問題のない食事をしていても食後高血糖が改善しない場合はαグルコシダーゼ阻害薬やグリニド薬を処方するわけですが，食後血糖を測ることを継続しましょう．つまり食前これらの薬を飲んだ朝食後と飲んでいない朝食後で食後の血糖値がどれくらい違うのかを，患者といっしょに比べてみるのです．一般に血糖コントロールの改善があったかどうかはHbA1cの低下度で判断している場合が多いと思いますが，正直なところ患者にはあまり実感として伝わっていないのではないかと私は考えています．その点，薬を飲んだあとに食後血糖値の改善が低下していると，これは患者に極め

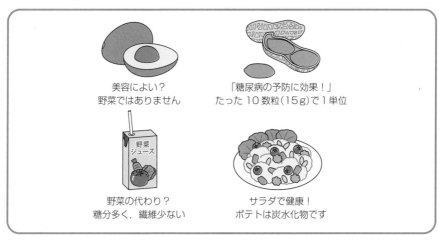

美容によい？
野菜ではありません

「糖尿病の予防に効果！」
たった 10 数粒（15g）で 1 単位

野菜ジュース

野菜の代わり？
糖分多く，繊維少ない

サラダで健康！
ポテトは炭水化物です

図 1　医師にできる食事指導
何を食べてきましたか？ の質問で出てきた食事療法の落とし穴.

てわかりやすい，アピール力のあるデータではないでしょうか？　はっきりとわかる効果を目の当たりにしてもらうこと，これが患者のアドヒアランスを改善する最も優れた方法ではないかと私は考えます.

DPP4阻害薬がわが国ではじめて発売されたのは2009年12月．インスリン分泌促進薬に分類されているにもかかわらず血糖値が高いときだけインスリン分泌を促すので単独使用や他のインスリン分泌促進薬以外の経口糖尿病治療薬との併用ではほとんど低血糖がないという特徴から，専門医以外の医師によっても当初から爆発的に処方されました．ところが翌年の夏，2例の重症低血糖症例が報告されました（図1）．

いずれの症例もグリメピリド（アマリール）の二次無効と思われる血糖コントロール不良例（HbA1c 8.3％と10.3％）でそこにシタグリプチン（ジャヌビア）を上乗せしたあとに起こったのです．2例とも他人の介助を必要とする重症低血糖で，その理由は不明でした．のちにわかったことは，おそらくDPP4阻害薬はSU薬のインスリン分泌促進作用を促進することでした．このことは「グリニド応援団員」の私にとって衝撃的でした．なぜならもうひとつあるインスリン分泌促進薬であるグリニド薬は，その作用ポイントは素晴らしいのに"ちょっと弱い"ことにあったからです．そう，グリニド薬はインスリン分泌パターンの改善作用があり，早期の2型糖尿病患者の病態改善に迫る作用があるのですが，なにぶんその効果が弱いため，敬遠されている傾向があります．もしも，グリニド薬の作用パターンを維持しながら分泌促進作用が増強されれば，とても理想的な治療法になると考えました．われわれは併行してDPP4阻害薬はインスリン分泌促進薬でないこと

低血糖！起こらないはずだったのに

報告例①
70歳代女性　グリメピリド3mg/日　PPG 374mg/dL，HbA1c 8.3％
　→ 投与21日後　血糖値24mg/dL，JCS200

報告例②
80歳代女性　グリメピリド4mg/日　PPG 287mg/dL，HbA1c 10.9％
　→ 投与17日後　血糖値不明　ブドウ糖注射必要

図1　最初に報告されたDPP4阻害薬による重症低血糖症例

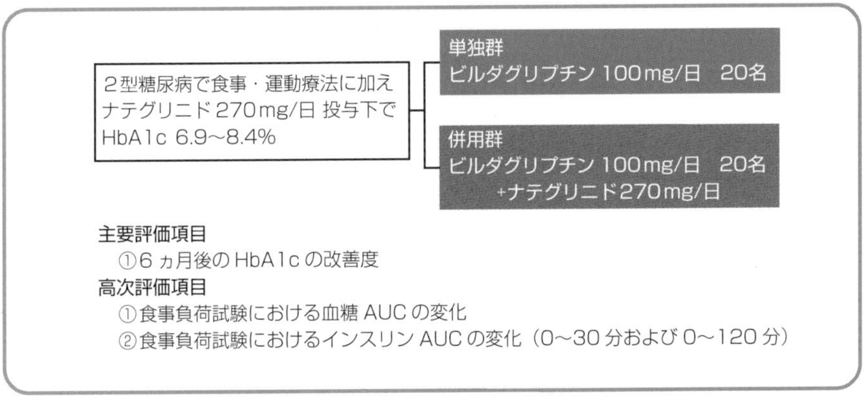

図2 グリニド薬（ナテグリニド［ファスティック］）効果不十分例にDPP4阻害薬（ビルダグリプチン［エクア］）を併用するか切り替えるか？
(Fujimaki et al. J Diabetes Invest 5: 400-9, 2014 より引用)

も確認していました．そのことはDPP4阻害薬のところで詳説いたしましょう（3章-1参照）．とにかくグリニド薬を高く評価する私にとってやらざるを得ない試験として，2つの臨床研究を計画しました．ひとつはグリニド薬が作用不十分になった患者にDPP4阻害薬を使用する際にグリニド薬を残すか残さないか，もうひとつはDPP4阻害薬が効果不十分になった患者にグリニド薬を使用する際にDPP4阻害薬を残すか残さないかという試験です（図2，図3）(Fujimaki et al. J Diabetes Invest 5: 400-9, 2014)(Nishimura et al. Endocr J 63: 1087, 2016).

6ヵ月間の試験の前後で標準食負荷試験を行うと，いずれかへの「切り替え」に比べて「併用」とした場合の方がHbA1cの改善度や食事負荷試験の結果は圧倒的に良好でした（図4）．そしてインスリン分泌はどちらを併用した場合も単独で使用した場合より高められていました（図5，図6）．

DPP4阻害薬をグリニド薬に切り替えるか，上乗せするかの後者の研究ではDPP4阻害薬を切るか切らないかによりインスリン分泌促進作用に差があるのは，DPP4阻害薬の促進作用によると思われる方もおられるかもしれません．再度申し上げますが，DPP4阻害薬にインスリン分泌促進作用はありません（後述）．併用によりはじめて生まれる作用なのです！

グリニド薬はその売り上げがもともと厳しい状況にあり，さらにDPP4阻害薬の発売によりどん底まで行きましたが，この併用療法の普及によりかなり持ち直したと思います！　グリニド薬万歳！

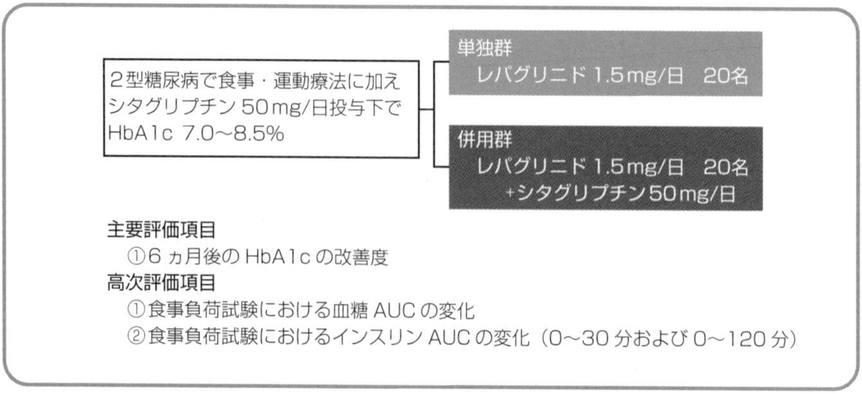

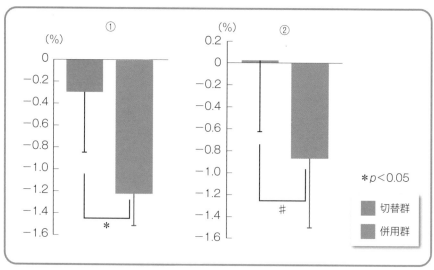

図3 DPP4 阻害薬 (シタグリプチン [グラクティブ, ジャヌビア]) 効果不十分例にグリニド薬 (レパグリニド [シュアポスト]) を併用するか切り替えるか？
(Nishimura et al. Endocr J 63: 1087, 2016 より引用)

図4 グリニド薬と DPP4 阻害薬の併用による HbA1c の改善度
①グリニド薬に DPP4 阻害薬を上乗せ, ②DPP4 阻害薬にグリニド薬を上乗せ
それぞれグレーのバーの対照群はもともと使用していたグリニド薬, DPP4 阻害薬を中止している.
それぞれの効果不十分の薬剤を残すことによりこれだけの HbA1c 改善度に差があることが, 併用療法の素晴らしい効果を物語っている.

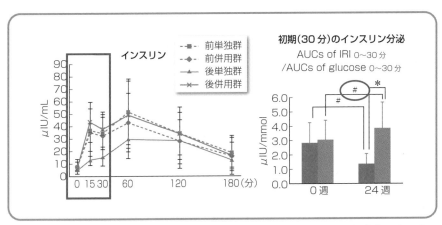

図5 DPP4阻害薬の併用によりグリニド薬の素早いインスリン分泌促進作用をさらに強化される

(Fujimaki et al. J Diabetes Invest 5: 400-9, 2014 より引用)

　なお，この2つの研究は当時順天堂大学大学院生の藤巻杏子先生，東邦大学大学院生の西村明洋先生の学位論文としてともに頑張って発表してくれたものです．

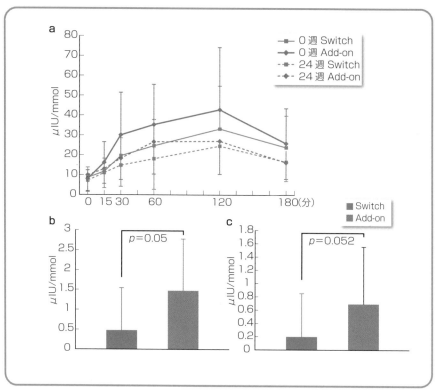

図6　グリニド薬を残すと DPP4 阻害薬により素早いインスリン分泌作用が強化される

a：インスリン
b：食後総インスリン分泌量への影響（⊿ISG 0〜180）
c：食後 30 分間のインスリン分泌量への影響（⊿ISG 0〜30）
（Nishimura et al. Endocr J 63: 1087, 2016 より引用）

2 SGLT2 阻害薬

1. 夢のクスリ，ダイエット薬 !?

　大変な薬が出たなあと思いました．糖を小便に出して血糖値を下げる薬．日本では 2014 年イプラグリフロジン（スーグラ）を皮切りに 6 剤も使えるようになりました．しかし，日本ではこの薬は様々な理由で当初はかなり慎重に使用され，処方があまり伸びませんでした．その理由は何だったのでしょうか？

　まずは，予想以上に副作用の出現が多かったこと．もともと腎性糖尿という何も健康上の問題が起こらない遺伝疾患の責任遺伝子である SGLT2 をブロックしても何もよくないことは起こらないだろうとタカをくくっていたのが間違いでした．当初の予想にあった泌尿器，性器感染症に加えケトアシドーシスや血液濃縮（による脳梗塞）といった重篤な合併症が次々と報告されたのです．しかし，報告された重症合併症例が本当にこの薬のせいで起こったのかは，かなり曖昧だったと思います．さらに明らかにこの薬による副作用を起こしたと思われる患者の多くが，当然投与すべきでないおよそ禁忌ともいえる患者であったのではないかと考えられます．新しい内服薬は一般的に既存の薬剤で治療に難渋している患者に救いの一手となることを期待されて投与されることが珍しくありません．どうしてもそんな患者は糖尿病性細小血管症や動脈硬化がある程度進行している場合が少なくありません．そんな患者ではちょっとした脱水がきっかけで脳梗塞などが起こりやすいかもしれません．あるいはこの薬を飲まなくても自然経過のなかで脳梗塞を起こしていたのかもしれません．また，著明高血糖により口渇多飲多尿となっている代謝失調の患者で入院もできなければインスリンも「いやだ」といったとき，ここで新薬の SGLT2 阻害薬で乗り切ろうとするとケトアシドーシスのリスクが極めて高くなります．ここにあげたいずれのような症例にも DPP4 阻害薬を投与した場合は効果がなくても重篤な合併症が出ることはなかったでしょう．効果がないことは結構あったと思いますが，安心して使えることがより多くの分野の医師に common disease である糖尿病の薬物療法に手を出すことを可能としました．専門医ではなくむしろ，DPP4 阻害薬の気楽さに慣れた医師が同じような感覚で SGLT2 阻害薬を処方したことが，この薬効群の船出を厳しいものにしたのでは

ないかと邪推しています．もとより，経口糖尿病治療薬，DPP4阻害薬ほど気楽な薬は珍しく，SU薬にしてもビグアナイド薬にしても守らないといけないポイントがいくつもあるのはご存知のとおりです．

　この薬剤，一部の医師から批判されたのは副作用が怖いという理由だけではありません．個人差はあるもののだいたい1日200〜300kcal分のブドウ糖を尿に捨ててくれるので，まさにそのぶん食べなかったことにしてくれるという都合のよい薬．「そんな食事療法をおろそかにするような薬はもっての外！」との厳しい批判があったのです．「食べなかったことにしてくれる！」，悪いことなのでしょうか？　これはある意味，糖尿病患者，いや，医学的にしろ，美容的にしろ，ダイエットを必要とするすべての人類の夢ではないでしょうか？？？　これまでも私は糖尿病患者に対し，たまには少しぐらい食べてもよい「パーティデイ」を決めて，メリハリのある食生活をするように提案してきました．たまには「美味しいものを少し多めに食べたい」というのは多くの患者の思いでしょう．そういう意味でこの薬をパーティデイのお供に使うことは決してふしだらなことではなく「患者に寄りそう」治療ではないかと思います．そしてそんなことができる唯一の薬がSGLT2阻害薬なんですよね．

2. 食べなかったことにするクスリを有効利用するには !?

さて，話は前項から続きます．「食べなかったことにしてくれる」糖尿病治療薬，SGLT2 阻害薬のこの興味深い作用は私をひとつの臨床研究へと駆り立てました．もともと SGLT2 阻害薬は体重減少効果があるので，この薬を飲んで痩せると治療のモチベーションが上がって薬効以上の減量効果が出る患者があるといわれています．つまりやる気が高まって食事療法や運動療法に気合が入る行動変容が起こるということです．私の担当患者にもそんな人がいました．基礎インスリン 30 単位強と多剤併用の BOT (Basal-supported Oral Therapy) で HbA1c が 8％台を割らなかった体重 100 kg 超えの患者です．SGLT2 阻害薬の発売を待ってすぐにこの患者には投与開始したところ，最初の 2 ヵ月ぐらいで HbA1c は 6％台に突入し，体重も 5 kg ほど減少．その後もあれよあれよという間に 80 kg 台まで減量が進み，基礎インスリンは不要となりました．SGLT 阻害薬自体も中止可能となり，2 年以上たった現在でもメトホルミン単剤で 6％台をキープしています．体重も 80 kg 台前半で安定しています．とにかくなかなか減らなかった体重がこの薬を飲んだ途端に減り出したのがうれしくて食事療法もまじめにやり出したのだそうです．これは極端な例とは思いますが，こんな患者を経験したのでもっと突っ込んだ形で臨床研究を計画しました．この研究，SGLT2 阻害薬エンパグリフロジン（ジャディアンス）を用いた研究で当時大学院生でこの研究を行った吉川笑久美先生が EMPOWER と名づけてくれました．患者に治療に頑張れる力をつけるという意味でしょうか？　魅力的な研究名だと思っています．そのフローは以下の図 1 のとおりです．

経口血糖降下薬 3 剤以内の治療で HbA1c が 7.0％以上 9.0％未満の患者 50 人を前向きに無作為割り付けしました．対照群にあたる連日群は添付文書どおりエンパグリフロジン 10 mg を毎日 1 回朝食時に内服します．一方，介入群にあたる間欠群もエンパグリフロジン 10 mg を朝食時に 10 mg 投与するわけですが，次の診察日までの期間の半分だけ処方します．ただ，黙って半分しか処方しないと，あとで調剤薬局から「先生薬が足りませんよ」って電話がかかってくるでしょう．次の診察が 28 日後だとしたら処方するのは 10 g 錠を 14 日分ということになります．実はこの介入群の患者にはある特殊な説明をして 14 錠をわたします．「日々の生活において食事量が少し多くなる日はどうしてもありますよね．この薬は 1

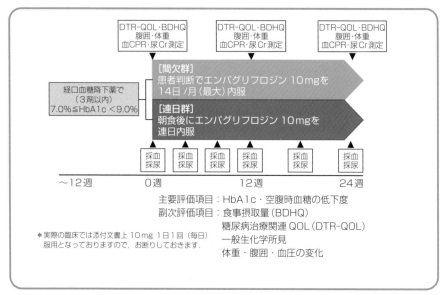

図1　試験デザインと評価項目
(Yoshikawa et al. Diabetes Obes Metabol 21: 303-11, 2019 より引用)

錠飲むとだいたい普通の茶碗に盛りよく一杯分のカロリーをお小水に捨ててくれます．だから少し多めに食べることができます．しかし，この薬を飲まない日は<u>これまで以上に</u>食事療法を頑張っていただきたいと思います．毎日の食生活にメリハリをつけてみましょう．」といった具合です．この説明に対し介入群に割り付けられた多くの患者がとても喜んでくれました．「これまでの薬はすべて食事療法遵守という前提条件で使うことを強要されていたのに，今回の薬は少しだけど食べてもいいんですよね！　そんな薬ははじめてです！」といった感じです．患者にはミニカレンダーをわたし，SGLT2阻害薬を飲んだ日をチェックしてもらいました．28日中14日も多めに食べたい日がなければ残してもよいのですが，すべての患者が薬を残すことなく服用していました．

　図2に示すように毎日飲んだ連日群に比し，半分の錠数を自分で内服日を選んで飲んだ間欠群のHbA1cの改善度には有意な差はありませんでした．この結果を投稿したDiabetes Obese and Metabolism（結構インパクトファクターの高い雑誌で，まずアクセプトされるとは思いませんでしたが，准教授の熊代尚記先生が頑張って魅力的な論文に仕上げてくれたお蔭で無事採用となりました）の担当エ

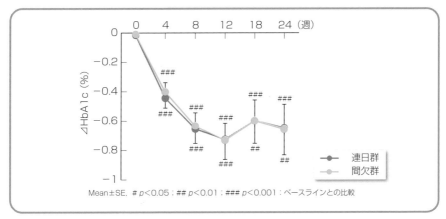

図2　HbA1c の変化
(Yoshikawa et al. Diabetes Obes Metabol 21: 303-11, 2019 より引用)

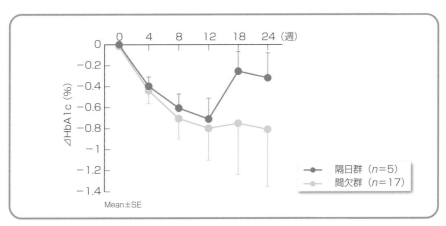

**図3　HbA1c の変化―間欠群（考えて内服したと思われる群）vs. 隔日群（あまり考え
　　　ずに 1 日おきや最初の 14 日で内服した群）**
(Yoshikawa et al. Diabetes Obes Metabol 21: 303-11, 2019 より引用)

ディターは「半分の薬量で同様な効果が得られるのは経済的でおもしろい！」と
いった高評価でしたが，「そこじゃないだろう！」という感じでした．半分の量し
か SGLT2 阻害薬を投与していないのに連日服用している群と同様の血糖コント
ロール改善効果があった理由はもちろん，患者の行動変容によるものだというこ
とは容易に予想されます．主治医が説明したように，薬を飲まない日にどれだけ

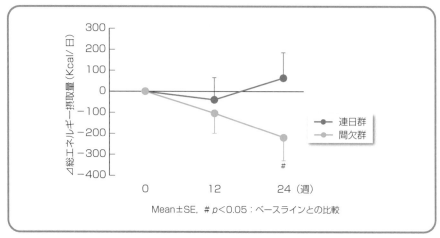

図4　総エネルギー摂取量の変化
（Yoshikawa et al. Diabetes Obes Metabol 21: 303-11, 2019 より引用）

患者が頑張って食事療法を行ったかが重要です．そこで次の図3をみてください．
　先に述べたように28日後の予約なら14日分を処方された間欠投与群の患者は
その14日分を全員が服用していましたが，服薬日誌をみると患者によって服用パ
ターンが異なりました．ランダムに飲んでいる患者，最初の14日で飲んでしまう
患者，きっちり1日おきに飲んでいた患者です．おそらく後の2者（隔日群）はあ
まり考えずに服用していますが，ランダムに飲んでいる間欠群はおそらく食べる
日，我慢してしっかり食事療法をする日を考えて区別しているのでしょう．その
結果，図3に示すように考えて服用していると思われる間欠群とおそらくそうで
はない隔日群では，HbA1cの改善が顕著なのは明らかに間欠群になっています．
連日群の半分の服薬量の間欠群が連日群の血糖コントロール改善度で差がなかっ
た理由を間接的に説明するデータといえるでしょう．ごはん一膳分ぐらいの過食
を許可する代わりに，それ以外の日の食事療法が改善したことが予想されました．
　そこで直接的な証拠を得るために，介入前，介入後3ヵ月，6ヵ月の3回，食
事摂取量の調査票である簡易型自記式食事歴法質問票（brief-type self-adminis-
tered diet history questionnaire：BDHQ）による調査を本研究参加の全患者に行
いました．BDHQはA4紙で4ページにわたる質問紙で，平均回答所要時間は15
分程度のものです．高齢者でない限り，回答に際して，栄養士など専門家のサポー

トは不要なので外来診療の待ち時間などに回答してもらうことも可能です．これを使うと大体の 1 日摂取カロリーを計算することができるようになっており，この結果を経過中の変化としてあらわしたのが図 4 です．

　連日群では摂取カロリー量は経過を通じて変化を認めませんでしたが，間欠群では 24 週の時点で介入前に比べて 200 kcal 強の摂取カロリー減少が認められました．この 1 日あたり 200 kcal の摂取カロリーの減少は，月に 1 kg ぐらいの減量が期待されます．少しなら食べてもよいというこれまでなかった主治医からの「ゆるし」が，患者のやる気を起こさせたに違いありません．こんな夢のような薬，使わない手はないですよね．

3. 糖毒性の強い患者の入院期間を短縮

　ペットボトル症候群，あるいはソフトドリンクケトーシスは甘い清涼飲料水の多飲により血糖値が上昇，そのことで口渇，多尿（浸透圧利尿）が起こり，さらに清涼飲料水を飲むと雪だるま式に血糖値が上昇する病態です．血糖値が慢性的に300 mg/dL 以上が続くと膵 β 細胞のインスリン分泌能が強く障害される「糖毒性」という状態に陥り，まるで 1 型糖尿病のようにケトーシスやケトアシドーシスをきたすこともまれではありません．一般的には症状が強いため，多くの患者は入院してインスリンの 4 回注射での治療を開始，その糖毒性を解除するべく治療を行うわけです．たとえば，表 1 は典型的なペットボトル症候群の患者です．

　入院直後よりインスリンの 4 回注射を開始していますが，インスリンの素早い増量にもかかわらず血糖値の改善はかなり限定的です．この患者ではインスリン療法をかなりのスピードで増量していますが，それでも 2 週間かけてやっとこさで血糖値が正常に近づいた感じです．インスリン量も BMI はそれほどでもないのに 1 日 60 単位を要しています．そもそもこの糖毒性をとるためのインスリン治療

表 1　一般的なペットボトル症候群：64 歳男性，BMI 20.7，HbA1c 14.4%

年月日	DAY	空腹時血糖	昼	夕	眠前	インスリン	
4月2日	0			369	519	×	×
4月3日	1	349	412	322	542	Lis（*-*-3）+ Gla3	併用なし
4月4日	2	257	472	432	533	Lis（3-3-5）+ Gla6	
4月5日	3	252	479	333	422	Lis（5-5-7）+ Gla9	
4月6日	4	222	431	405	421	Lis（7-7-9）+ Gla12	
4月7日	5	257	302	349	444	Lis（9-9-11）+ Gia15	
4月8日	6	206	321	240	331	Lis（11-11-13）+ Gla18	
4月9日	7	163	283	302	353	Lis（13-13-15）+ Gla20	
4月10日	8	121	293	163	206	Lis（15-16-19）+ Gla20	
4月11日	9	90	193	85	353	Lis（17-16-20）+ Gla18	
4月12日	10	131	207	124	206	Lis（20-16-20）+ Gla18	
4月13日	11	119	98	141	175	Lis（20-12-20）+ Gla18	
4月14日	12	111	195	58	136	Lis（20-10-18）+ Gla18	
4月15日	13	152	104	105	119	Lis（20-8-16）+ Gla16	

Lis：インスリンリスプロ，Gla：インスリングラルギン

表2 ペットボトル症候群のインスリン治療に SGLT2 阻害薬を併用した症例の血糖値とインスリン使用量の推移：64 歳女性，BMI 21.4，HbA1c 12.7%

年月日	DAY	空腹時血糖	昼	夕	眠前	インスリン	ダパグリフロジン
8月14日	0			350	372	×	×
8月15日	1	252	357	340	327	Lis（*-*-3）+ Gla3	5mg
8月16日	2	210	326	233	292	Lis（3-3-3）+ Gla3	5mg
8月17日	3	172	286	190	269	Lis（3-5-5）+ Gla5	5mg
8月18日	4	147	182	130	264	Lis（5-5-7）+ Gla7	5mg
8月19日	5	140	96	138	156	Lis（7-5-9）+ Gla9	5mg
8月20日	6	92	137	117	167	Lis（7-5-9）+ Gla9	5mg
8月21日	7	86	160	85	174	Lis（7-5-9）+ Gla9	内服終了
8月22日	8	72	137	108	185	Lis（7-5-9）+ Gla7	
8月23日	9	74	103	150	133	Lis（7-5-10）+ Gla5	
8月24日	10	113	148	116	149	Lis（7-5-10）+ Gla5	
8月25日	11	134	174	116	107	Lis（7-5-10）+ Gla5	
8月26日	12	131	173	116	94	Lis（7-5-10）+ Gla5	

は何をやっているのでしょうか？　血管内にあふれかえったブドウ糖を大量のインスリンを皮下注射することにより筋肉に押し込んで血糖値を正常化し，β細胞のインスリン分泌機能やインスリン受容体の反応性を改善させようとしているのです．そこで私は考えました．ブドウ糖を筋肉に押し込むぐらいなら尿に捨ててもよいのではないか？？？　そうです，われわれはそれを可能とする薬を手にしているのです．頭で考えたことがそのまま臨床で思うようになるかはなかなかわかりません．そこでそのようなペットボトル症候群の入院患者にきっちりと説明してインスリン治療と同時に SGLT2 阻害薬を 1 週間だけ併用する治療を開始しました（表2）．

　そうすると，先ほどのインスリン注射だけで診ていた患者とは異なり，みるみるうちに血糖値が改善していきました．治療開始 5 日後にはほぼ正常に近づいており，7 日間の内服を終えてインスリン注射だけになっても，問題なく血糖コントロールが維持されました．まさに糖毒性が改善したようにみえます．ただし，この治療は極めて慎重に対応する必要があることを私たちは認識していました．この患者が外来受診したときの HbA1c は 12.7%，尿中ケトン体は定性で 2+ でした．そもそも SGLT2 阻害薬は糖を尿に捨て，脂肪を代謝することにより減量が図れる薬剤です．脂肪を代謝することはその量が多いとケトン体が血中で上昇する

表3　本症例の血中ケトン体分画値と尿ケトン体定性の推移

年月日	DAY	血中3OHBA自己測定値 (mmol/L)				血中ケトン体値 (μmol/L)			尿中ケトン体定性	ダバグリフロジン
		空腹時	昼	夕	眠前	アセト酢酸<55	βヒドロキシ酪酸<85	総ケトン体<130		
8月14日	0				0.1	39	95	134	−	
8月15日	1	0.4	0.1	0.1	0.1	164	455	619	＋	5mg
8月16日	2	0.5	0.1	0.3	0.1	174	827	1,001	＋	5mg
8月17日	3	0.3	0.3	0.2	0.1	76	282	358	−	5mg
8月18日	4	0.6	0.1	0.6	0.1	79	282	361	−	5mg
8月19日	5	0.4	0.4			35	126	161	−	5mg
8月20日	6					86	480	566	−	5mg
8月21日	7					61	263	324	−	5mg
8月22日	8					28	120	148	−	5mg
8月23日	9					14	52	66	−	
8月24日	10					19	75	94	−	
8月25日	11					15	65	80	−	

ので，もともとケトーシスのある患者ではケトアシドーシスをきたす危険性が高まります．本症例でもまさにそういう「要注意」患者であり，インスリンによる単独治療が正攻法になります．絶対に SGLT2 阻害薬の単独使用による治療を行ってはいけない患者と考えてよいでしょう．インスリンとの併用というのは私たちも経験がなかったので SGLT2 阻害薬の併用を開始して以来，表3のように毎日血中ケトン体の定性および定量検査を行うとともに，患者本人には重症ケトーシス，ケトアシドーシスの典型的な症状である消化器症状（悪心，嘔吐，腹痛など）の有無をベッドサイドにて確認しました．そう，消化器症状の問診は極めて重要です．尿中ケトン体は比較的簡単に 3＋ になるのでそれ自体を怖がることはないと思います．臨床的に危険なケトーシスはこれらの症状を聞いて判断するべきでしょう．

　幸いこの患者ではそういった消化器症状は治療経過中には起こりませんでした．ただし，血中のケトン体値は表3のとおり投与 2 日目でかなり高値になっています．これを危険と考えるかどうかですが，まず①自覚症状はまったくありませんでした．食欲も旺盛でした．②過去に当科に入院したケトアシドーシスの患者の総ケトン体値と比較すると決して高くないです．むしろ一桁低いようでした（表4）．

　このような症例を経験しますと次の患者もと思うのが人情です．しかもこのよ

表4 本症例とケトアシドーシスを起こした症例のケトン体分画値の比較

| | 年齢 | 性別 | HbA1c | 血中ケトン体分画値（μmol/L） | | |
				アセト酢酸 < 35	βヒドロキシ酪酸 < 85	総ケトン体 < 130
本症例	64	F	12.7	174	827	1,001
2型糖尿病ペットボトル	69	F	14.1	2,520	11,544	14,064
1型糖尿病	68	M	9.0	4,176	8,766	12,942
劇症1型糖尿病	31	F	5.5	1,544	6,699	8,243
劇症1型糖尿病	78	M	7.1	2,195	7,653	9,848

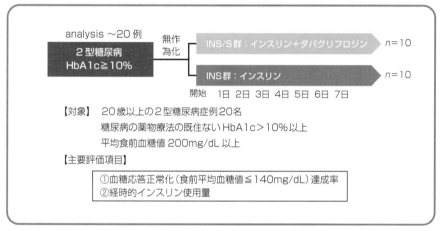

図1 著明高血糖のインスリン療法に SGLT2 阻害薬を併用することの効果を検証する研究のデザイン
（Kanazawa et al. J Diabetes Investig 10: 1022-31, 2019 より引用）

うな効果が SGLT2 阻害薬にあるということを人に説明しようと考えるともっときっちりしたデザインで試験を組んで証明しなければなりません.

そこで HbA1c が著明高値の2型糖尿病患者20名を対象に以下のような臨床試験を計画, 実行しました (図1).

いずれの群でもインスリン治療を従来どおり行いますが, インスリンの増量に関しては誰が主治医になっても差異がないように, その増量法は統一して, しかもかなり速いスピードで行いました. 併用群のみ SGLT2 阻害薬のダパグリフロジン (フォシーガ) を1週間に限って投与しました. 対象とした患者は表5のとおりです.

表5　患者背景（18 症例）

	INS 群	INS/S 群	計
人数	9	9	18
性別　男 / 女	7/2	8/1	15/3
年齢（歳）	5.5 ± 13.3	46.3 ± 9.02	50.6 ± 11.9
体重（kg）	73 ± 13.6	79.1 ± 16.3	76.0 ± 14.9
罹病期間（年）	2 ± 2.64	2.2 ± 3.3	2.1 ± 2.76
HbA1c（%）	13 ± 1.33	12.9 ± 1.48	13 ± 1.38
空腹時血糖値（mg/dL）	302 ± 123	292 ± 53	297 ± 92
血中ケトン体値（μmol/L）[正常値＜ 100 μmol/L]	1,430 ± 3,280	681 ± 899	1,056 ± 2,365

m ± SD, n.s. for all
INS：インスリン治療のみ，INS/S：インスリン治療に SGLT2 阻害薬を併用

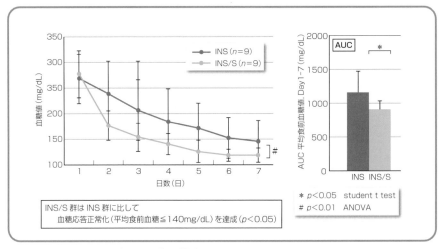

図2　平均食前血糖値（mg/dL）の推移

　両群の 1 例ずつがドロップアウトして，9 名ずつでの比較となりました．平均の HbA1c 値は約 13.0％，空腹時血糖値はほぼ 300 mg/dL と非常に高いですが，糖尿病の罹病期間はたった 2.1 年，平均年齢も 51 歳程度と比較的若年でありました．さて毎日測定した 1 日 4 点血糖測定値（朝食前，昼食前，夕食前，就寝前）の平均値と使用したインスリン量の推移は図 2，図 3 に示すとおりです．

　1 日 4 点血糖値の平均は SGLT2 阻害薬の併用群では治療開始 5 日目はおよそ 120 mg/dL 強となっていますが，インスリン単独群ではまだ 150 mg/dL にいたっ

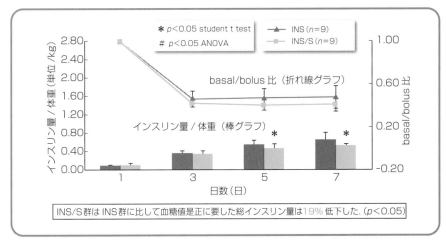

図3 総インスリン量(単位/kg)と基礎/追加インスリン比の推移
INS:インスリン治療のみ, INS/S:インスリン治療にSGLT2阻害薬を併用

ていません. また, 血糖値が明らかに併用群で低いにもかかわらず, 使用したインスリン量は5日目以降, 併用群で有意に少なくなっています. 実際にこの研究では東邦大学大森病院に入院した患者のみが対象でしたので, 医局員は月曜日の症例カンファレンスの場でインスリン単独群とSGLT2阻害薬の併用群の臨床経過を毎回みていました. コントロールが落ち着くのにかかる日にち, 必要とするインスリン量の明らかな違いを観察するにつけ, このような入院患者にSGLT阻害薬を使用しないことは患者に申し訳ないと思うようになりました. 心配されたケトアシドーシスの出現も併用群の10名では起こりませんでした. この研究は当時大学院生だった金澤憲先生の研究で, 休みの日にも病棟に足を運んですべての患者のケトン体チェックと体調確認をしてくれました. 実際, はじめに示したパイロット症例と同様, いずれの患者でも多少の血中ケトン体上昇は認められました. この臨床研究の方法を少し変更して, SGLT2阻害薬の併用をインスリン治療開始よりは少し遅らせる(3日以上)ことにより, より安全に行えるものと思います. ただし, このデータをもとに, どうしても入院できないというペットボトル症候群の患者に外来においてこの併用療法を行うことは避けるべきでしょう. 併用療法を指示した患者が自己判断でインスリンだけはやめてしまい, 薬だけ飲むということも当然起こりうるからです. 必ず注射と内服が併用されていることを確認できる環境, すなわち「入院治療に限って」行っていただきたい治療なのです.

SGLT2 阻害薬の処方がグンと伸びるようになったきっかけは，誰もが知っているといっても過言ではない EMPAREG OUTCOME 試験の結果でしょう．「心血管死」「非致死性心筋梗塞」「非致死性脳卒中」で構成される複合エンドポイント，3ポイント MACE が糖尿病治療薬としてははじめてプラセボに対して有意に抑制されました．しかもそれだけではなく副次エンドポイントの総死亡の 36% 抑制，心不全入院の 38% 抑制などといった衝撃的な成績も同時に発表されたのです．このスタディの発表を契機に，これまで副作用をおそれて処方を控え気味になっていた糖尿病専門医に代わって循環器内科の専門医が SGLT2 阻害薬を使用し始めました．循環器内科専門医が最も目をつけたのは心不全入院の抑制です．数々の強心薬，利尿薬や一部の降圧薬などを用いて心不全の治療にあたってきた循環器内科医は，この薬を新しい心不全の薬として注目しています．その後発表になった CANVAS 研究や DECLARE-TIMI58 研究などのデータを加えると，SGLT2 阻害薬の抗心不全作用は心血管疾患の既往患者に限定されず，ハイリスクなだけの患者，すなわち一次予防薬として効果があることが判明し，ますます，循環器薬の色合いが強くなってきました (さらに，その後発表された心不全に対する SGLT2 阻害薬の新しいエビデンス DAPA-HF 研究については後述)．しかし，糖尿病専門医である私にとってはこの薬剤が凄いと思ったところは心不全に対する効果はもちろんですが，やはり糖尿病の薬ですから糖尿病の合併症である糖尿病腎症に対する効果でした．前出 3 つの試験 (EMPAREG，CANVAS，DECLARE-TIMI58) を通して，心不全同様，腎症に対しても広く心血管系疾患の既往のない患者から心血管疾患既往の患者まで腎症の進展を抑制することが副次エンドポイントとしてまとめられました．そののち発表された CREDENCE 研究では，SGLT2 阻害薬を用いた介入研究として主要エンドポイントを末期腎不全，血清クレアチニンの倍化，腎または心血管死の複合エンドポイントの抑制と定め，有意な抑制が証明されました．この試験で注目すべきは，患者の選択基準が年齢は 30 歳以上で 6.5%≦HbA1c 値≦12.0% ですが，30≦eGFR<90 mL/min/1.73m^2 (平均 56.2)，ランダム化前に 4 週間以上，ACE 阻害薬/ARB の最大耐用量を服用，300mg/gCr<尿中アルブミン/クレアチニン比≦5,000mg/gCr (平均 927) という，

3つの条件を満たす必要があることです．すなわちこれが示すことは，対象患者が3期以上の腎症患者で腎保護作用を有するレニン・アンジオテンシン系降圧薬が十分量使用されている患者であるということです．腎症の発症進展は血糖コントロールによって抑制されることはすでに多くの試験で証明済みですが，こと3期以上となると降圧やタンパク制限という要素が入ってきて進展阻止が徐々に難しくなるのですが，レニン・アンジオテンシン系降圧薬の登場がかなりその臨床像を改善しました．しかし，それでもまだ腎機能の悪化をストップさせられないケースも多く，SGLT2 阻害薬はそんな患者にもかかわらず，決められた主要複合エンドポイントを有意に抑制したのです．これらのデータで私が確信したのは，この薬剤が糖尿病治療薬であると同時に腎症の治療薬として積極的に用いる，特に病期が進んだ患者にもあきらめずに使用するべきであるということです．わが国では原則，腎機能障害のある患者においては経過を十分に観察し，継続的にeGFR が 45 mL/min/1.73m^2 未満に低下した場合は投与の中止を検討すること，とあります．果たして 45 未満の患者には使用不可能という意味なのでしょうか．CREDENCE のデータは末期腎不全，すなわち新規透析導入を抑制するとあるわけですから，より腎血漿流量の低下した患者に使って意義があるということになります．eGFR の低下した患者では尿糖排泄量が少なくなるので血糖降下作用は低下するのは当然ですが，ことに腎保護という観点からいうとその作用はひとつひとつのネフロンごとに起こっていることですので効果には差はないと思われます．ただし，一過性の eGFR 低下があるので急性腎不全のリスクがないわけではありません．いかにしてそのリスクを回避しながら透析導入を防いでいくかを考えることが今後必要だと思います．

　SGLT2 阻害薬は極めてポテンシャルの高い薬であることは十分ご理解いただけたと思いますが，こんなに素晴らしい薬剤にもかかわらず発売当初，ほとんどといっていいくらい使用されなかったのは様々な使用上の注意が学会から提示されていたからでした．新薬に対し慎重な対応をすることはとても大切なことですが，慎重になり過ぎて専門医まで使用しないと，その安全な使用法に対する見解を出すことも困難となってしまうのであまり感心したこととはいえないでしょう．少なくとも安全性について国の開発試験を通ってきたのですから，人体実験をしているわけではないのです．さて，その最新の使用上の注意は日本糖尿病学会から Recommendation として発表されており，表 1 のとおりです．

　発売当初最もおそろしいと思われた副作用は (4) の脱水です．この薬剤を飲んだ途端に起こる利尿作用がきっかけで「脳梗塞になった」といった報告が次々あが

表 1　SGLT2 阻害薬の適正使用に関する Recommendation

1. 1 型糖尿病患者の使用には一定のリスクが伴うことを十分に認識すべきであり，使用する場合は，十分に臨床経験を積んだ専門医の指導のもと，患者自身が適切かつ積極的にインスリン治療に取り組んでおり，それでも血糖コントロールが不十分な場合にのみ使用を検討すべきである．
2. インスリンや SU 薬等インスリン分泌促進薬と併用する場合には，低血糖に十分留意して，それらの用量を減じる（方法については下記参照）．患者にも低血糖に関する教育を十分行うこと．
3. 75 歳以上の高齢者あるいは 65 歳から 74 歳で老年症候群（サルコペニア，認知機能低下，ADL 低下など）のある場合には慎重に投与する．
4. 脱水防止について患者への説明も含めて十分に対策を講じること．利尿薬の併用の場合には特に脱水に注意する．
5. 発熱・下痢・嘔吐などがあるときないしは食思不振で食事が十分摂れないような場合（シックデイ）には必ず休薬する．
6. 全身倦怠・悪心嘔吐・腹痛などを伴う場合には，血糖値が正常に近くてもケトアシドーシス（euglycemic ketoacidosis：正常血糖ケトアシドーシス）の可能性があるので，血中ケトン体（即時にできない場合は尿ケトン体）を確認するとともに専門医にコンサルテーションすること．特に 1 型糖尿病患者では，インスリンポンプ使用者やインスリンの中止や過度の減量によりケトアシドーシスが増加していることに留意すべきである．
7. 本剤投与後，薬疹を疑わせる紅斑などの皮膚症状が認められた場合には速やかに投与を中止し，皮膚科にコンサルテーションすること．また，外陰部と会陰部の壊死性筋膜炎（フルニエ壊疽）を疑わせる症状にも注意を払うこと．さらに，必ず副作用報告を行うこと．
8. 尿路感染・性器感染については，適宜問診・検査を行って，発見に努めること．問診では質問紙の活用も推奨される．発見時には，泌尿器科，婦人科にコンサルテーションすること．

（「SGLT2 阻害薬の適正使用に関する委員会」（日本糖尿病学会，協会）2019 年 8 月 6 日改訂分より一部抜粋）

りました．そのため，この薬剤を飲む患者には1日500cc分の水を余分に摂取することを遵守することで当初折り合いがつきました．しかし，その後のRCTでは脳梗塞に関する有意な増加は示されることはありませんでした．むしろ発売後に話題になったのは，この薬剤を飲んだあとにしばしば報告された「正常血糖ケトアシドーシス」です．

正常血糖ケトアシドーシスはこれまでわれわれが診てきた「高血糖」ケトアシドーシスとどう違うのでしょうか？ これまでのケトアシドーシスはインスリンの絶対的あるいは高度の相対的枯渇によって起こるもので，血糖値は250mg/dL以上，実際に目にするのは400，500mg/dL以上もある高血糖です．ところが正常血糖ケトアシドーシスは血糖値が150とか180mg/dLという正常とはいえませんが，大した高血糖を伴わないのに血液ガス分析をするとケトアシドーシスの所見を示します．本来，正常血糖ケトーシスはいわゆる飢餓状態，たとえば極端なダイエットや極端な糖質制限を行っているときに起こります．このような状況に置かれた患者がSGLT2阻害薬を内服すると，ただでさえ口から糖質が入ってこないのにどんどん小便にブドウ糖を捨ててしまうわけですから，大して血糖値が上昇してなくてもケトーシスからケトアシドーシスに進行してしまうのです．実際には大量飲酒や絶食を伴う手術時などに際してわれわれも経験しており，決してまれな副作用ではないと思われます．ですから，SGLT2阻害薬を処方する際にこのような副作用を起こさないために，「食事が摂れないときは必ず中止する」ように何回も説明してください．

③ DPP4 阻害薬

　DPP4 阻害薬，その作用機序は，内因性の GLP-1 を代謝，不活化する酵素 DPP4（ジペプチジルペプチダーゼ 4）の作用を阻害することにより血中 GLP-1 濃度を上昇させることにあります．GLP-1 は回腸の L 細胞から分泌されますが，これを分解する酵素を阻害するのです．個人差はありますが，大体元の 2 倍くらいの濃度に上昇するようです．血中 GLP-1 濃度の上昇は血糖値上昇時における β 細胞からのインスリン分泌刺激と α 細胞からのグルカゴン分泌を抑制することで低血糖をきたさず，血糖値の下げたいところだけ下げるという理想的な作用を示します．実際に単独使用では低血糖を起こすことはまずありません．しかも他のインスリン分泌促進薬と異なり，体重増加がない，体重にはニュートラルな作用を示します．こんな薬ですから，わが国での 2009 年 12 月のシタグリプチン発売以来，売れる売れる！　そうなんです．結局わが国では 7 種類の DPP4 阻害薬が発売されていますが，シタグリプチンの発売から 10 年経った今でも売り上げは順調です．なぜそんなに処方されるのか？　その理由，効果はもちろんですが，使用上の注意がほとんどないことが一番の理由でしょう．「こんな患者はダメ」「こんなときは必ず休薬」とかいった使用制限がほぼない．飲み合わせの注意もあまりありません．いくつかの DPP4 阻害薬は透析になってもそのままでよい．糖尿病は慢性疾患でずっと処方し続けることが多く，気がついたら使ってはいけなかったとならない薬は当然，重宝されるのです．正直われわれの大学病院に紹介されてくる糖尿病患者で DPP4 阻害薬が処方されていない人はほとんどいないです．海外ではメトホルミンがファーストラインとして推奨されていますが，日本では，この DPP4 阻害薬がファーストラインになっているのは間違いないでしょう（図 1）．

　さて，安全で効果の高い DPP4 阻害薬ですが，その作用機序に私は発売以来興味を持っていました．この薬は日本糖尿病学会「糖尿病治療ガイド」のなかで，SU 薬，グリニド薬と並んでインスリン分泌促進薬に分類されています．前 2 者との違いは「血糖値が高いときだけインスリン分泌を促進する」ことです．私が興味

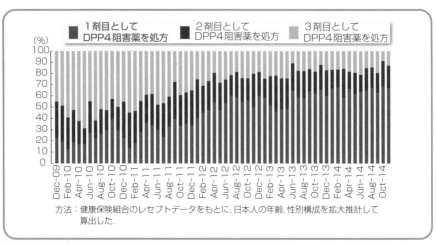

図1　日本の第一選択薬としての DPP4 阻害薬の使用状況
　1 剤目として DPP4 阻害薬が使われるケースが非常に多い.
　(Seino Y et al. J Diabetes Investig 7 (51): 102-9, 2016 より引用)

を持っていたのはその点でした. 実はこの薬が発売されたころから目を通していた様々な文献にはあまりこの薬のインスリン分泌に関するデータが示されていませんでした. 示されているのは AIR (急速ブドウ糖注入によるインスリン分泌反応) のデータ, すなわちインスリン分泌反応が高濃度ブドウ糖の急速注入後数分で刺激されるというものばかりで, 糖負荷試験での 15 分や 30 分値のインスリン自体の上昇を示すデータがなく, ベタな臨床屋の私にはどうも腑に落ちない状況だったのです. AIR で観察されるインスリン分泌刺激は, 一般にいう日常生活の血糖上昇に対する分泌とは言い難いと思います. 普通, 日常生活において血糖値が特に高いのは食後ですから, インスリン分泌促進薬という看板からするとこの薬は食後のインスリン分泌を特に刺激しないといけないはずです. そこでまさに食後のインスリン分泌を刺激することで, その作用を発揮するグリニド薬を比較対照薬として DPP4 阻害薬の食事負荷時のインスリン分泌に与える影響を臨床研究として行いました (図2).
　対象は食事・運動療法のみでは血糖コントロールが不十分な 2 型糖尿病 19 名です.
　研究方法は極めて単純で, 一人につき 4 回, 標準食による食事負荷試験を行い

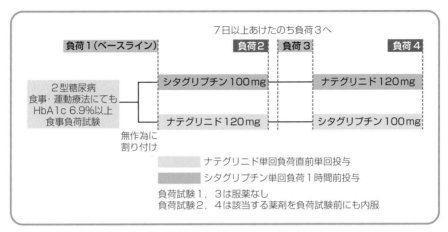

図2　グリニド薬と DPP4 阻害薬の効果（クロスオーバー比較）
(Tanimoto et al. J Diabetes Invest 6: 560-6, 2015 より引用)

ました．シタグリプチンとナテグリニドを先後 9 名，10 名のクロスオーバーで単回投与後の食事負荷試験を行いました．薬を飲んで行う負荷試験の前に何も飲まないコントロールの負荷試験をそれぞれ行うので，合計 4 回の食事負荷試験になりました．かなり患者には負担をかけてしまう試験でした．負荷前後における血糖応答，インスリン，グルカゴン，GLP-1 の血中濃度の推移を 4 時間にわたって観察したのです．血糖応答とインスリン濃度の推移を図 3 に示します．

　図 3a と図 3c はそれぞれシタグリプチン，ナテグリニドの投与あり・なしでの血糖応答を比較したものです．いずれも食事負荷後の血糖応答が同程度に改善しているのがわかります．一方，図 3b と図 3d はインスリン分泌の推移の比較です．図 3d のナテグリニドでは予想どおり，ナテグリニドの投与により負荷後 60 分までの食後早期のインスリン分泌が高められているのが明瞭です．しかし，図 3b のシタグリプチンでは，インスリン分泌が増加するどころか，むしろ減少気味であるのがわかります．実際，個人個人のデータをみても，誰ひとりとしてシタグリプチンによりインスリン分泌は促進されていませんでした．そうです！シタグリプチンはインスリン濃度を少なくとも上昇させることによって血糖応答を改善しているのではなさそうです．われわれのデータやそれ以外の研究データでも，グルカゴン濃度はナテグリニドより有意に抑制されており，GLP-1 濃度は（もちろんですが）ナテグリニドより明らかに高濃度となっていました．このデー

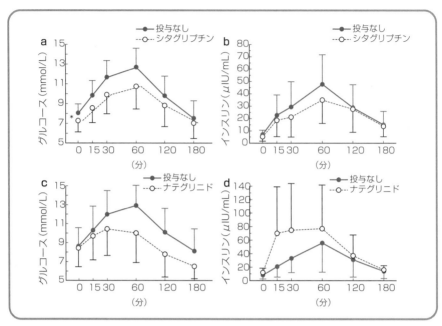

図3　血糖応答とインスリン濃度の推移
　シタグリプチン単回投与の有無での食事負荷試験での血糖応答（a）およびインスリン分泌（b）.
　ナテグリニド単回投与の有無での食事負荷試験での血糖応答（c）およびインスリン分泌（d）.

タからいえることは，少なくともナテグリニドとシタグリプチンの食後血糖応答の改善の機序は異なるもので，シタグリプチンは「インスリン分泌促進によるものではない」ということです．この薬がインスリン分泌促進薬でないというのは，別の側面からみても明らかです．もしこの薬が単に血糖値の上昇に合わせてインスリン分泌を促進するのであれば，食べれば食べるほど血糖値が上がるのでインスリンがたくさん出ることになります．すると，体重はインスリン注射などと同じで増加するはずです．しかし，この薬に減量効果はないものの肥満を助長しないのが売りですから，インスリン分泌促進がメインパスウェイではないことは明らかです．低血糖が少ないこともこんなところからも窺い知れるのではないでしょうか？

2. エビデンスに乏しい薬？　DPP4 阻害薬

DPP4 阻害薬，わが国では爆発的に使用されていますが，欧米ではそれほどではありません．なぜでしょうか？　様々な理由はありますが，そのひとつはエビデンスの問題です．アメリカでは新しい糖尿病治療薬を上市する場合，心血管系疾患の既往やリスクのある患者に安全に使用できることを証明する必要があることは随分有名になってきたと思われます．このため DPP4 阻害薬以降，新薬はすべてそのような背景のある患者でプラセボと比較した心血管系イベントを主要エンドポイントとする RCT が行われ，次々に発表されてきました．先に述べた SGLT2 阻害薬では見事な結果（3PMACE，総死亡，心不全入院など）が試験によっては有意に抑制される結果が示されましたが，表 1 の 4 つの DPP4 阻害薬のすべてで主要評価項目である 3PMACE（あるいは 4PMACE）に非劣勢が証明されたものの，優越性は証明されませんでした．DPP4 阻害薬は動脈硬化性疾患の発症進展を抑制することはできないのでしょうか？　ここで冷静な判断が必要です．

これらの試験の介入期間はほとんどが 3 年程度です．しかも心筋梗塞の既往は 30 から 80％台と，動脈硬化そのものがかなり進行してしまっている患者が多くの割合を占めています．今更「地味に」動脈硬化そのものの進展を抑制して，果たして心血管事故が防げるでしょうか？　これまでの研究でこのような患者を対象としたエビデンスレベルの高い RCT で，主要評価項目として心血管アウトカムのようなハードエンドポイントで優越性が示されたのは，SGLT2 阻害薬による介入のみです．これについて先にも述べましたが，少なくとも動脈硬化そのものを抑制することで優越性を示すことができたのではないだろうと考えられています．動脈硬化そのものの抑制をするのであれば，もう少し早期の段階からの介入が必要でしょう．そこでわれわれは早期の 2 型糖尿病患者を対象に DPP4 阻害薬の動脈硬化抑制効果の有無を推測するためのサロゲートマーカーである血管内皮機能の変化について検討しました（RELIEF 研究）（図 1）．対象は HbA1c 6.0％以上 8.0％以下の 2 型糖尿病患者で治療薬としてメトホルミンを 750 mg 内服している患者です．メトホルミンは欧米ではファーストライン薬として確立して使用されています．われわれが知りたかったのは，動脈硬化抑制という観点から低用量のメトホルミン治療に対してこれを 1,500 mg の高用量に増量するか？　あるいは DPP4 阻害薬であるリナグリプチン（トラゼンタ）を上乗せするかどちらが有利か，とい

表1 4種のDPP4阻害薬において行われた心血管疾患既往，ハイリスク患者における安全性試験の内容と結果

	SAVOR-TIMI 53 [1,2]		EXAMINE [3]		TECOS [4]		CARMELINA [5]	
	サキサグリプチン	プラセボ	アログリプチン	プラセボ	シタグリプチン	プラセボ	リナグリプチン	プラセボ
症例数	16,492		5,380		14,671		6,979	
追跡期間	最長2.9年 中央値2.1年		最長40ヵ月 中央値18ヵ月		中央値3.0年		中央値2.2年	
年齢 [歳] (平均±SD)	65.1±8.5	65.0±8.6	61.0 (中央値)	61.0 (中央値)	65.4±7.9	65.5±8.0	66.1±9.1	65.6±9.1
HbA1c [%] (平均±SD)	8.0±1.4	8.0±1.4	8.0±1.1	8.0±1.1	7.2±0.5	7.2±0.5	7.9±1.0	8.0±1.0
糖尿病罹病期間 [年] (中央値，範囲)	10.3 (5.2～ 16.7)	10.3 (5.3～ 16.6)	7.1 (2.6～ 13.8)	7.3 (2.8～ 13.7)	11.6±8.1 (平均±SD)	11.6±8.1 (平均±SD)	15.0±9.6 (平均±SD)	15.0±9.6 (平均±SD)
心筋梗塞の既往 [%]	38.0	37.6	88.4	87.5	42.7	42.5	記載なし ※虚血性心疾患 58.1	記載なし ※虚血性心疾患 58.9
主要評価項目	3P-MACE (心血管死，非致死性心筋梗塞，非致死性虚血性脳卒中)		3P-MACE (心血管死，非致死性心筋梗塞，非致死性虚血性脳卒中)		4P-MACE (心血管死，非致死性心筋梗塞，非致死性脳卒中，不安定狭心症による入院)		3P-MACE (心血管死，非致死性心筋梗塞，非致死性脳卒中)	
主要評価項目の結果	7.3%	7.2%	11.3%	11.8%	11.4%	11.6%	12.4%	12.1%
(ハザード比)	非劣性 (1.00)		非劣性 (0.96)		非劣性 (0.98)		非劣性 (1.02)	
ベースラインからのHbA1c (%) 変動幅	−0.5	−0.2	−0.33	0.03	プラセボとの差 −0.29		プラセボとの差 −0.36	

[1] : Scirica BM et al. N Engl J Med 369: 1317-26, 2013
[2] : Mosenzon O et al. Diabetes Metab Res Rev 29: 417-26, 2013
[3] : White WB et al. N Engl J Med 369: 1327-35, 2013
[4] : Green JB et al. N Engl J Med 373: 232-42, 2015
[5] : Rosenstock J et al. JAMA 321: 69-79, 2019

うことでした．

　最終的にこれらの2群に加えコントロール群としてそのままメトホルミン750mg/日を内服する群の計3群における無作為前向き割り付け検討となりました．対象患者の平均HbA1cは6.8％程度，罹病歴は5～6年と極めて早期の患者でありました，介入の結果，血糖コントロール自体はメトホルミンの増量，リナグリプチンの上乗せともにコントロールに比べて有意に改善しました．しかし，血管内皮機能を示すFMD (flow mediated dilation) の値はその前後差でリナグリプチンの追加群のみで有意な改善が認められました (図2)．

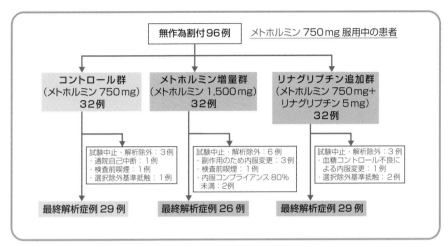

図1　RELIEF 研究試験プロファイル
(Shigiyama et al. J Diabetes Investig 8: 330-40, 2017 より引用)

	コントロール群 (n=29)	メトホルミン増量群 (n=26)	リナグリプチン追加群 (n=29)	p value（群間）
baseline	5.66±2.46	5.33±2.41	4.93±2.71	0.549
week16	5.60±2.01	6.60±2.93	6.26±2.71	0.344
change	-0.06±2.75	1.27±3.33	1.33±3.45	0.168
p value within group	0.909	0.130	0.047	

データ：平均値 ±SD, 有意水準は両側 0.05, 信頼係数は両側 0.95 とした.
群間比較については共分散分析または Kruskal-Walls 検定を実施した. 群内比較には1標本 t 検定もしくは Wilcoxon の符号順位検定を実施した.

データ：中央値 ［第1四分位点, 第3四分位点］, ＊：p＜0.05（群間）

図2　試験結果〜FMD〜
(Shigiyama et al. J Diabetes Investig 8: 330-40, 2017 より引用)

以上の結果より，DPP4 阻害薬は早期の 2 型糖尿病患者において動脈硬化の発症進展を抑制する可能性が示唆されました．他のグループからは，もう少し介入期間を長くして頸動脈内膜中膜肥厚度 (intima-media thickness：IMT) の変化を検討したいくつかの研究でその増高を DPP4 阻害薬が抑制することができた報告されています．わが国での DPP4 阻害薬の突出した処方割合に「本当に大丈夫か？」といった疑念がゼロではありませんでしたが，これらのデータは少し安心させられた気がします．

　DPP4 阻害薬の早期 2 型糖尿病患者を対象とした血管内皮機能への影響をみた RELIEF 研究は私が東邦大学に赴任して最初に発表した臨床研究で，准教授の熊代尚記先生の指導のもと，大学院生だった鴫山文華先生が研究大好きになるきっかけとなった重要な論文です (Shigiyama et al. J Diabetes Investig 8: 330-40, 2017)．その後，同じ系で SGLT2 阻害薬についても検討し，DEFENCE 研究として発表してくれました (Shigiyama et al. Cardiovasc Diabetol 16: 84, 2017)．

③. レスポンダーはどんな患者？

　どんな患者にこの薬は効果が高いのか？　処方する医師にとって極めて必要度の高い情報です．しかし，意外にきちんとした情報がありません．よくあるのは「投与前の HbA1c が高い患者」です．このような結果は，ある薬を後ろ向きでも前向きでもよいのでたくさん使用して HbA1c の改善度と患者の投与前臨床的背景を解析すると必ず出てきます．しかし，これは当たり前でしょう．もともと HbA1c の高い患者はそれだけ「伸びしろ」があります．投与前の HbA1c が 10％台の患者は 7.0％を切れば 3％以上も改善するわけですが，7％台の患者はせいぜい 1％程度の改善が限界です．しかもとても HbA1c の高い患者は生活習慣に問題がある場合が多いので，新しく「よい薬」を処方されると患者自身の治療モチベーションが上がって一過性であっても生活習慣が改善することがしばしばあるのです．これでは薬の本当の力を分析することができません．気をつけておかないといけないポイントだと思います．

　さて，本題に戻って，それではどのようにして DPP4 阻害薬のレスポンダーを解析すればよいでしょうか？

　図 1 は DPP4 阻害薬の効果をプラセボと比較した臨床研究のメタ解析をしたものです．グラフにあるひとつひとつの○がそれぞれのスタディです．↓のついている○はアジア人が 50％ぐらいを占める患者で，○が大きいのでかなり多人数を

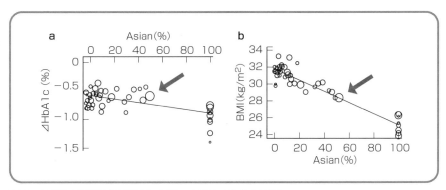

図 1　DPP4 阻害薬の効果と人種，人種と BMI の関係
（Kim YG et al. Diabetologia 56: 696-708, 2013 より引用）

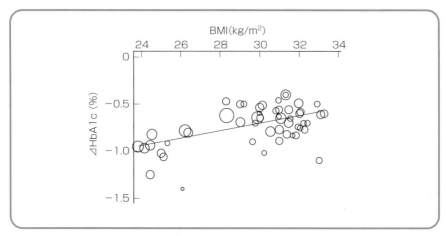

図 2　DPP4 阻害薬の効果と BMI の関係
(Kim YG et al. Diabetologia 56: 696-708, 2013 より引用)

対象にしていることがわかります．図 1a からはこのスタディでの DPP4 阻害薬
による HbA1c の低下がプラセボに比べ 0.6％ ぐらい大きかったことがわかります．
また，図 1b からはこれらの患者の平均 BMI が 28 くらいだったことがわかりま
す．これらの 2 つのデータを合体してコントロールの改善度と BMI の関係を再度
グラフにすると図 2 のようになります．

　ご覧のように HbA1c の改善度は BMI に反比例しています．効果的なのは BMI
が 24〜25 ぐらいのところで，まさに日本人の 2 型糖尿病患者の平均 BMI に近い
です．欧米の DM 患者の平均 BMI である 30 前後ではかなり効果が薄くなってい
るのがわかります．先の項でお示ししたように DPP4 阻害薬は日本では全糖尿病
治療薬のなかでも圧倒的なベストセラーです．その理由は安全であることはもち
ろんですが，欧米人に比べてわれわれアジア人により優れた効果が期待できると
いうことなのでしょう．

4．心不全にも効果あり！　SGLT2 阻害薬の独壇場で DPP4 阻害薬は真っ向勝負しても勝てないのか？

　本書を書き終えようとする寸前に SGLT2 阻害薬についての重要なエビデンスが海外から発表されました．たとえ糖尿病がなくても心収縮能が低下している心不全患者で心血管死や心不全入院を抑制する効果があることが，DAPA-HF 研究において発表されたのです．ついに純粋に「循環器の薬」としてのデータが発表されたのです．このデータも含め数々のエビデンスにより欧米ではこれ以上ないともてはやされている SGLT2 阻害薬は，経口薬では長年第一選択薬として君臨してきたメトホルミンを対象患者によっては超える勢いです．ここまで何度も述べてきましたが，欧米の市場はさておき，わが国では依然 DPP4 阻害薬がナンバーワン糖尿病治療薬の地位を維持し続けています．そんな折，当科で行っていた DPP4 阻害薬 vs. SGLT2 阻害薬の多施設共同 RCT の結果の論文発表が本書の発行にギリギリ間に合いました．DIVERSITY-CVR という研究です．内服薬 naïve かメトホルミンのみの使用で HbA1c が 7.1 から 10.0％までの 340 人の 2 型糖尿病患者が対象です．全 51 施設のご協力により完遂することができました．図 1 のように 170人ずつをダパグリフロジン群，シタグリプチン群に無作為割り付けして前向きに半年間介入しました．

　主要エンドポイントはベースラインから観察ポイント 24 週までの以下 3 項目の複合エンドポイントのすべての達成率です．

・HbA1c 7.0％未満
・体重 3％以上の減量
・低血糖 (レベル 2　56 mg/dL 未満) の回避

　普通に考えると，体重 3％以上の減量は SGLT2 阻害薬に有利ですし，逆に切れのよい DPP4 阻害薬が HbA1c の 7.0％未満達成率が高いのかな？　低血糖はどちらもないよな！　というのが研究前のわれわれの予想でした．これを複合エンドポイントとしたらどう転ぶだろうか？

　結果は図 2 のごとく，体重での達成率が大きな差がつき，複合エンドポイントの達成率でも大きな差をつけてダパグリフロジン，SGLT2 阻害薬に軍配が上がりました．それ以外にもインスリン感受性の改善，血圧の低下，脂肪肝の改善など，SGLT2 阻害薬が DPP4 阻害薬を対照としてもよい結果をもたらすことがわかり，

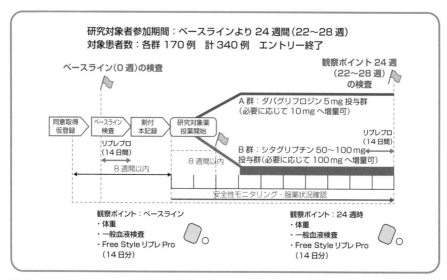

図1　DIVERSITY-CVR 研究のデザイン

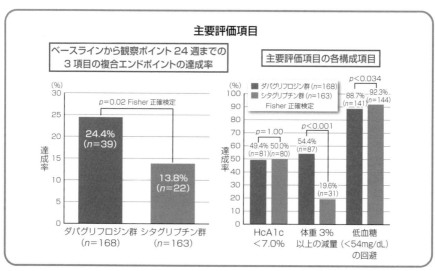

図2　DIVERSITY-CVR 研究　主要評価項目
（Fuchigami et al. Cardiovasc Diabetol 19: 1, 2020 より引用）

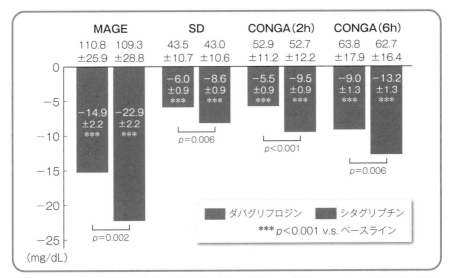

図3 FGM より得られた血糖日内変動の指標―投与 24 週後でのベースラインからの変化量
(Fuchigami et al. Cardiovasc Diabetol 19: 1, 2020 より引用)

日本人においても心血管系リスクファクターへの介入効果が期待される経口血糖降下薬として重要な地位を占めることが予想されます．それではこのまま DPP4 阻害薬は SGLT2 阻害薬に駆逐されてしまうのでしょうか？

　DIVERSITY-CVR 研究では低血糖を評価するために問診ではなくフラッシュグルコースモニター (FGM) であるリブレプロを全例に使用しました．介入前後で使いますから 680 台のモニターが必要で，このような多数例の評価を FGM を使用して SGLT2 阻害薬と DPP4 阻害薬の血糖変動に及ぼす影響の検討を行ったスタディはあまり見当たりません．主要エンドポイントの構成成分である低血糖については両群間で大きな差はありませんでした (図3)．しかし，この検査から得られる血糖変動の指標に関しては有名な MAGE (mean amplitude of glycemic excursions・5 分ごとに血糖値を測定し，1 SD を超える血糖変動幅のみを取り出し平均) や平均血糖の標準偏差に加え，CONGA (continuous overlapping net glycemic action・血糖の差の標準偏差) で SGLT2 阻害薬群に比較し DPP4 阻害薬群で有意に改善が認められました．

　血糖変動が大きいことは大血管への大きなストレスとなり，重要なリスクファ

クターとして認められてきました．DPP4阻害薬を早期に開始することの意義は単に安全性にとどまらず長い目で見て合併症抑制効果が期待できる可能性があることと考えてよいのではないかと思います．

DIVERSITY-CVR研究は当科の大学院生の渕上彩子先生を中心に行われ，熊代尚記准教授，鴫山文華助教の熱烈な指導に加え，当科以外では全国50の施設の先生方のご協力のおかげでまとめることができました．ここに改めて感謝の意を表したいと思います(Shigiyama et al. Cardiovasc Diabetol 17: 86, 2018 (rationale))(Fuchigami et al. Cardiovasc Diabetol 19: 1, 2020)．

④ ビグアナイド薬

　ビグアナイド薬は欧米のガイドラインでは２型糖尿病患者のファーストライン薬としてゆるぎない地位を占めています．わが国の２型糖尿病患者に対しても欧米同様ファーストラインの薬剤といってよいでしょうか？　使用されているのは大部分がメトホルミンです．おそらく，かなりの割合で，わが国の２型糖尿病患者によい適応となると思います．使いたい患者もそういう意味ではとても多いと思います．その作用機序は多岐にわたると考えられているとはいえ，基本は肝臓における糖新生の抑制ですから，すなわち空腹時血糖値が高値を示す患者でより有効性が高いと考えてよいかと思います．この点についてはのちの項目で再度考えてみましょう．いずれにしても専門医だけの薬という感じだったのですが最近ではより多くの一般医に処方されるようになってきたと思います．しかし，メトホルミンは高用量の使用（最大は 2,250 g/日）が可能なのですが，そこまで使用する一般医はやはり少ないようです．

　乳酸アシドーシスを中心に副作用が「怖い」薬というイメージはだいぶ払拭されたのではないかと思います．使用方法さえ誤らなければ実はかなり安全な薬ともいえそうです．念のためビグアナイド薬の適正使用に関する委員会から発表されている，メトホルミンの使用で乳酸アシドーシスが報告された症例の特徴について表１に示します．このような患者，このような状況においてはメトホルミンの使用は控えなければなりません．

表1　乳酸アシドーシスの症例に多く認められた特徴

1）腎機能障害患者（透析患者を含む）
2）脱水，シックデイ，過度のアルコール摂取など，患者への注意・指導が必要な状態
3）心血管・肺機能障害，手術前後，肝機能障害などの患者
4）高齢者

高齢者だけでなく，比較的若年者の少量投与でも，上記の特徴を有する患者で，乳酸アシドーシスの発現が報告されていることに注意

（ビグアナイド薬の適正使用に関する委員会．メトホルミンの適正使用に関する Recommendation（2016 年 5 月 12 日改訂）より引用）

表2 eGFR（mL/min/1.73m^2）目安量ごとのメトホルミン最高用量

60 ≦ eGFR < 90	2,250mg
45 ≦ eGFR < 60	1,500mg
30 ≦ eGFR < 45	750mg

　薬事・食品衛生審議会（医薬品等安全対策部会安全対策調査会）（厚生労働省）は日本糖尿病学会の賛同を得てビグアナイド薬の使用について Recommendation を発表しています．具体的には腎機能を eGFR で評価し，30 mL/min/1.73m^2 未満は禁忌，30〜45 mL/min/1.73m^2 は慎重投与するとなったのです．さらに腎機能の状況に応じて表2のような最高用量を設定しています．

2. 効果を判定するためにみるべき検査値―このときばかりは空腹時血糖値を測ってください！

　メトホルミンは以前，欧米のガイドラインで「肥満糖尿病患者の第一選択薬」とされたので，この薬のレスポンダーは肥満のあるインスリン抵抗性の高い患者と誤解されてきました．実際の様々な臨床データからをみても，肥満を伴う糖尿病患者に効果が出やすいという報告はありません．確かに分類上もチアゾリジン薬と並んでインスリン抵抗性改善薬に分類されていますので，太った患者に処方したくなるのは当然ですし，それが間違いではありません．ビグアナイド薬の作用機序は教科書的にも様々なものが解説されていますが，圧倒的に肝への作用が強いと思われます．肝での糖新生の抑制がその主作用です．ですから空腹時血糖値が高い患者が対象となると考えられます．2型糖尿病患者の血液検査はかねてより，空腹時，すなわち食事抜きで行う必要があるかどうかがよく話題になりますが，それは主治医が何をみたいかによります．初診の糖尿病患者はやはり一度は空腹時血糖値を測定したいものです．私は普段の診療では，インスリン依存状態による空腹時高血糖以外であれば，太っていようが痩せていようが，適応外患者（禁忌症例など）以外はまずはメトホルミンを試してみるようにしています．何より薬剤費がどの糖尿病治療薬よりも安いです．最初は500mg/日ぐらいから投与を開始して，1ヵ月後の空腹時血糖値を再度チェックします．実際この薬が効いているかを確認するためには，HbA1cの変化はもちろんですが，空腹時血糖値の改善があるかどうかをしっかり観察したいです．空腹時血糖値がしっかり低下していれば，メトホルミンの効果があった可能性が高くなります．もちろん，減量や運動量の増加があれば総合的な判断が必要となりますが，逆に空腹時血糖値に変化がない場合はその投与量では少なくとも効果が不十分と判断して，増量を検討します．前述のとおり，肥満のない患者でも効果が期待できることが結構あります．前の晩過食が激しくないのに空腹時血糖値が高い患者にはぜひとも試してみてほしいと思います．

　一方，エビデンスはありませんが，日本人ではよくみられる食後高血糖，空腹時血糖正常の早期糖尿病患者では糖新生の亢進はあまり強くないと考え，メトホルミンを最初に選択することはあまりありません．そもそも空腹時血糖値がほぼ正常ということはそれほど糖新生が亢進していないということですから作用機序に合致していないことになると思います．

　日本では1962年の発売以来長らくメトホルミンの最大用量は750mgと定められてきました．しかし，その後の欧米のデータの蓄積で高用量のメトホルミンが血糖降下作用において極めて効果が高いことが示されたため，わが国でも専門医を中心に用量をアップするようになりました．わが国では現在の最高用量は1日2,250mgです．実際には250mg錠9錠を3回に分けて飲むということです．これは厳しいですよね．あの大きな錠剤を3錠ずつ3回も飲むように指導しても，おそらくアドヒアランスは上がらないでしょう．私は一般的に最大量にしたいときは500mg錠を2錠ずつ朝夕で2回飲んでもらうようにしています．2,000mgになりますが，さしたる差はないと思います．250mg多く投与するよりもより高頻度に飲んでもらえるように工夫することは必須だと思います．飲まなければ効かないのが「おくすり」です．どのように増やしていくかについては前項に述べたように主に空腹時血糖値をモニターしながら検討してください．当初から空腹時血糖を図りながら500→1,000→2,000mgという順番に徐々に朝夕で投与しながら漸増します．もちろん消化器症状などの出現には気をつけます．空腹時血糖値が増量途中で正常化したら，そこでメトホルミンの増量はストップして，HbA1cなどの全体の血糖コントロールが不十分と感じられたら，第二選択薬に目を移すようにしています．

　さて，メトホルミンの投与はその用量についてはかなり柔軟に使用できるようになりましたが，投与方法についてはどうでしょうか？　現在では1日2〜3回に分けて投与することになっていると思います．それは半減期が4時間と短いため血中濃度が頻回内服しないと保たれないと考えられたからです．実際に1日1回投与と2〜3回投与の効果を比較した試験も行われていません．そこで驚いたのが武田薬品工業さんの発売したイニシンクというDPP4阻害薬とメトホルミンの合剤の登場です．DPP4阻害薬はアログリプチン25mgでメトホルミン500mgが配合された内服薬です．これを朝1回だけ飲むことになっていますので，当然メトホルミンは朝1回500mgとなります．大丈夫なのでしょうか？？？　当初は多くの専門医から「メトホルミン朝1回なんてダメでしょう」という意見が聞かれました．そもそも1日1回での内服のデータがないのです．そういうわけで，この配

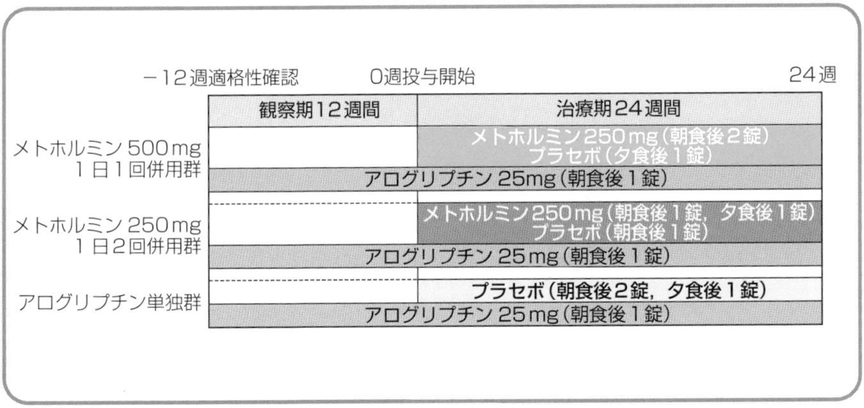

図1 アログリプチン効果不十分例に対するメトホルミン併用投与試験（第Ⅲ相二重盲検比較試験）

メトホルミン250mgの投与を朝2錠か朝夕各1錠かで投与し効果を比較した.
（Kaku et al. Diabetes Obes Metabol 19: 463-7, 2017 より引用）

合剤は他の配合剤と異なりこれまで行われてこなかったメトホルミンの1日1回投与で投与することになるので，第Ⅲ相の試験が行われました．そうです．これまで誰も知らないメトホルミンの1回投与と2回を比較する（ベースにアログリプチンは入っていますがそんなことはあまり問題ありません）試験が組まれることになったのです.

　図1のように患者はすべてアログリプチンが投与されている状況でエントリーされます．そこにプラセボか250mg1日2回か500mg1日1回朝のメトホルミンを乗せてみて，24週後の血糖コントロール状態を比較しました.

　結果に示すとおり，プラセボに比較して実薬を投与した2群では有意な血糖コントロールの改善がありましたが，メトホルミン500mgを1回にしても2回に分けてもコントロールに差は認められませんでした（図2）．この検討は製薬メーカーの臨床試験ではありますが，長い歴史を持つメトホルミンの投与方法に一石を投じる非常に面白いデータであると私は思います．このデータをみたら，いつも夕食後のメトホルミンを忘れる患者を朝にまとめて飲んでもよいとすることもしばしばとなりましたが，かえってコントロールがよくなる患者がいたのはアドヒアランス向上が原因でしょう．もう少し高用量のメトホルミンが使いたいシー

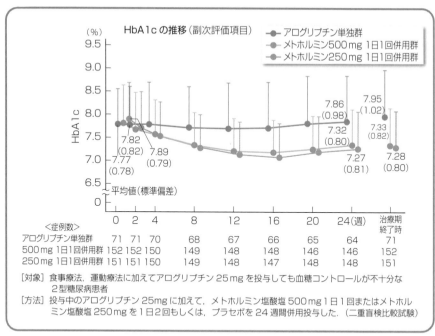

図2 HbA1cの推移
（Kaku et al. Diabetes Obes Metabol 19: 463-7, 2017 より引用）

ンがあるのは確かですね．まあそれでもこの1回投与法を試してみたいと私も思いました．

5 αグルコシダーゼ阻害薬

1. αグルコシダーゼ阻害薬，本当はインスリン節約薬である

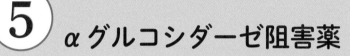

αグルコシダーゼ阻害薬は二糖類を単糖類に分解する小腸の酵素 αグルコシダーゼの働きを抑えて小腸での糖質の吸収をゆるやかにすることにより食後高血糖を起こりにくくする薬剤です．現在，日本では3種類の薬剤が発売されていますが，この薬は世界の市場と比較すると日本ではかなり好まれて使用されてきました．米食を中心とする食事内容に合っているという意見もありますが，むしろ欧米では好まれていないというのが正しいのかもしれません．この薬剤の副作用である腹満放屁，特に「おなら」を人前ですることは欧米社会では極めて失礼（日本でも失礼ですが…）なので，おならが出る薬は好まれないのです．αグルコシダーゼ阻害薬のなかで，ボグリボース（ベイスン）は糖尿病ではなく境界型（そのうち血管リスクの高いものに限る）から糖尿病進展への予防に保険適用のある薬剤で，他の経口薬の薬効群にはない保険適用です．われわれはなぜ糖尿病の進展予防につながるかということを考え，内臓肥満のあるメタボリックシンドローム患者を対象に2種類の αグルコシダーゼ阻害薬を使用した負荷試験を行いました．プラセボ，アカルボース（グルコバイ），ミグリトール（セイブル）を同一被検者にそれぞれ飲んでもらい標準食を食べて240分間の血糖値とインスリン分泌量をみる試験です．

対象患者は文書で承諾を得た内臓肥満が想定される日本のメタボリックシンドローム診断基準の腹囲を超える（男性85cm以上，女性90cm以上）協力者24例です．24例のうちメタボリックシンドロームの診断基準に合致するのは12例で7例は予備軍，5例は腹囲値のみを満たしていました．また，耐糖能ではNGTが12例，境界型（IGT/IFG）が7例，糖尿病型が5例でした．全員，プラセボ，ミグリトール50mg，アカルボース100mgのいずれかを内服したあと，すぐに日本糖尿病学会開発の標準食・テストミールA（460kcal）を摂食，摂食前から240分までの血糖値，血清インスリン，血清脂質，活性型GLP-1，炎症性サイトカイン（IL-6）などを測定しました．この負荷試験を2週間以内に1検者3回（プラセボ，ミグリトール，アカルボースの順はくじ引き順）行う単盲検クロスオーバー法にて検

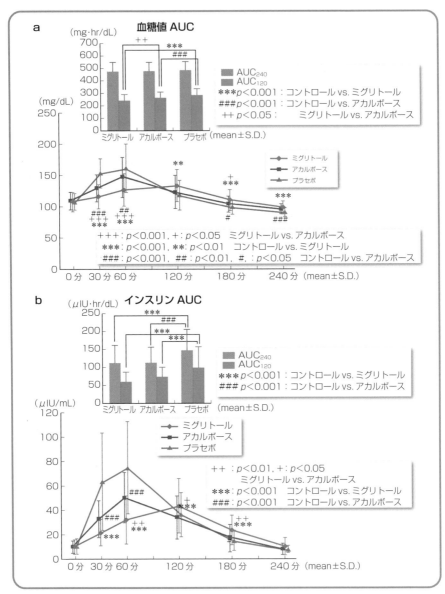

図1 内臓肥満患者における αグルコシダーゼ阻害薬単回投与の食事負荷試験後の血
糖値およびインスリン反応に対する影響（テストミールによるロスオーバー法に
よる検討）

a：血糖応答および血糖応答の曲線下面積，b：インスリン分泌およびインスリン分泌の曲線下面積
（Arakawa et al. Metabolism 57: 1299-306, 2008 より引用）

討しました．図 1a に示すようにミグリトールやアカルボースを投与した際には
プラセボに比して食後 30 分，60 分の血糖上昇が著しく抑制されました．特にミ
グリトールによる食後早期の血糖上昇抑制はアカルボース 100 mg と比較しても
有意に強力でした．ミグリトールは他の αグルコシダーゼ阻害薬に比し，より高
力価の薬剤量を投与して上部小腸内の濃度を上げてもこの薬剤自体が小腸で吸収
されることにより下部小腸での薬剤濃度が低下するため 2 糖類の吸収が進み，消
化器症状が強く出にくいと考えられています．そのため食後早期でこのように強
力な血糖上昇抑制作用が観察されたのに加え，120 分以降では小腸からの糖吸収
を反映してわずかではあるものの有意にアカルボースやプラセボより血糖値は高
めに推移したのです．αグルコシダーゼ阻害薬による食事負荷後早期の血糖上昇
抑制は，図 1b に示すように食後早期のインスリン需要を著明に節約することが
できました．特に図 1b (内部小図) に示すように負荷後 120 分におけるインスリ
ン必要量 AUC は顕著に抑制され，いずれの αグルコシダーゼ阻害薬を内服した
際においても 240 分間で約 25% の節約効果が認められました．このことは αグ
ルコシダーゼ阻害薬の β細胞に対する直接的負担軽減を意味しており，この薬剤
による 2 型糖尿病発症予防効果のメカニズムとして食後の血糖上昇抑制に加えて
極めて重要であると考えられます．食後すぐのインスリン分泌は，リポ蛋白リパー
ゼの誘導にかかわるため αグルコシダーゼ阻害薬によるインスリン分泌抑制は食
後高中性脂肪 (TG) 血症を誘引するのではないかという危惧がありました．しか
し，食後の TG 値上昇の悪化はなく，むしろミグリトールでは食後早期の TG 上昇
は有意に抑制されていました．同時に測定した活性型 GLP-1 の食後の上昇はミグ
リトール投与の際に有意に増強され，これによる胃内容排泄遅延が TG の上昇抑
制に寄与しているのではないかと推察されました．

　αグルコシダーゼ阻害薬には新規 2 型糖尿病の発症予防効果に加えて心血管系
イベントの抑制効果があると報告されています．STOP-NIDDM 試験では IGT 患者
に対するアカルボースの心筋梗塞新規発症抑制効果がサブ解析で発表され高い抑
制率が示されています．しかし，この解析はサブ解析という点だけでなく認めら
れたイベントそのものの数が極めて少なくエビデンスとしてのレベルは低いです．
本当に IGT に αグルコシダーゼ阻害薬を用いて介入することが動脈硬化の進展予
防効果につながるのでしょうか？　そこでわれわれは前出のテストミール負荷試験
時における αグルコシダーゼ阻害薬の血糖振幅 (glucose swing) 抑制とそれに伴う
炎症性サイトカインの食後上昇に対する効果を検討しました．ヒトにおいて行っ

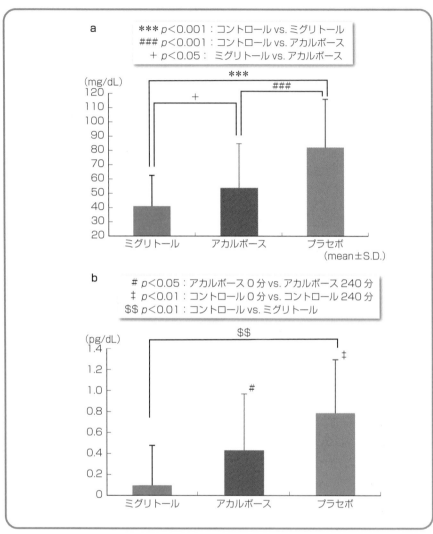

図 2　内臓肥満患者における αグルコシダーゼ阻害薬単回投与の食事負荷試験後の血糖変動および IL-6 の上昇に対する影響（テストミールによるロスオーバー法による検討）

a：食後の血糖変動に対する影響
b：食後の IL-6 上昇に対する影響
(Arakawa et al. Metabolism 57: 1299-306, 2008 より引用)

た前出のテストミール負荷試験のデータにより αグルコシダーゼ阻害薬は血糖振幅を抑制していましたが，なかでも食後すぐの血糖値上昇抑制効果とその後の若干の血糖上昇を示すミグリトールでは血糖振幅抑制度は最大で（図 2a），これに相関して食後の血清 IL-6 の上昇もアカルボースやプラセボに比べて有意に抑制されていることが示されました（図 2b）．これらの基礎および臨床データは，食後の高血糖をより振幅を抑えて管理することにより糖尿病の発症抑制だけでなく動脈硬化性病変の進展を IGT の段階でも抑制する可能性を示唆するものです．

　本研究は順天堂大学でいっしょに臨床研究を行った荒川将之先生が大変苦労して Metabolism という雑誌に発表してくれたものです（Arakawa et al. Metabolism 57: 1299-306, 2008）．

6 チアゾリジン薬

　私は大阪医科大学を卒業したあと，大阪大学の第3内科に入局し，臨床研修を関連病院で行ったあと，内分泌学の研究のため大阪大学大学院に進学しました．そこで研究したのは核内受容体，すなわちステロイドホルモン受容体に関する研究です．学位を取得したあと，アメリカ国立衛生研究所 (NIH) のブランチでノースキャロライナ州にある国立環境衛生研究所 National Institute of Environmental Health and Science に3年間留学しました．そこではステロイド受容体ファミリーに属する新しい受容体ファミリーメンバーを探す研究に没頭しました．DNA 結合部位の相同性を利用した PCR スクリーニングにより数々の新メンバーの一部構造 (フラグメント) を同定しましたが，そのなかにはその時点で世に示されていなかった PPARγ，すなわちチアゾリジン薬の受容体も含まれていました．結局3つの新しいメンバー (TAK1，RTR，RORγ) を同定できましたが，PPARγ は全長の cDNA 同定を他のグループに先を越されてしまいました．新しい分子をみつけるという仕事は本当に早い者勝ちなのです．しかし，帰国後はその PPARγ が研究テーマになりました．ちょうどそのとき，新規糖尿病治療薬としてトログリタゾン (ノスカール，第一三共が開発した国産チアゾリジン薬！) が発売されたのです．内分泌の基礎研究に傾倒していた時期でしたが，糖尿病とはいえ，自分の得意分野の核内受容体絡みの新薬が出たのは渡りに船，すぐにこの薬に飛びつきました．PPARγ は受容体であると同時に転写因子ですから，何らかの遺伝子の転写を制御するはずです．そのメカニズムを図1に示しました．

　トログリタゾンはまさにホルモンにあたる薬であり，作用の仕方はステロイドホルモンに酷似してます．図1 (中央下) に示す膜受容体とはかなり違います．ということは強力な薬理作用がある一方，副作用にも気をつけなければならないことも同時に予想されました．そんななか，このトログリタゾンを使って臨床，基礎研究を始めようとした矢先，アメリカから突然，トログリタゾンの発売中止の報せが届きました．この薬で劇症肝炎が何例か報告されたからということです．日本ではほとんど報告がなかったのですが，アメリカで発売中止となった薬を日

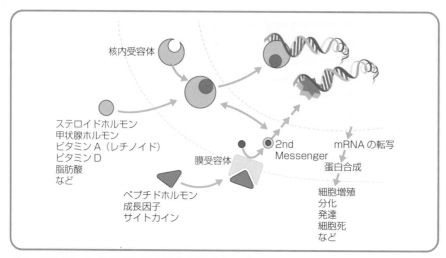

図1　PPARγを含む核内受容体の作用メカニズム

本でそのまま売り続けることもできず，日本でもすぐに発売中止となりました．あのときのショックといったらありません．原末で基礎研究することはもちろん継続可能でしたが，ヒトの治療に使えなくなった糖尿病治療薬の基礎研究をやっても，その臨床的意義はほとんどないわけです．ただし，次のチアゾリジン薬発売にはそれほど時間は必要ありませんでした．半年と待たずに武田薬品工業からピオグリタゾン（アクトス）が発売されました．トログリタゾンが最初に葬られたアメリカでピオグリタゾンは爆発的に使用されました．それは次項で述べますが，私もトログリタゾンの著効例が皆，その中止によりコントロールが酷く悪化するのをみかねて日本での発売とほぼ同時に使用しました．効果はそれほど変わりませんが，ひとつ問題が起こりました．そうです，トログリタゾンでは問題なく治療できていた患者の何割かで身体が浮腫むという人が出現したのです．上皮ナトリウムチャネルを活性化して塩分と水を身体にため込むようです．重篤になると浮腫のみでは済まず，心不全にいたる患者も経験しました．肝機能の悪化はありませんでしたが，臨床効果の出方も一様ではなく，かなり患者によりまちまちだったことから，糖尿病の専門医が適切な患者を選んで使うというマニアックな薬という印象が広がりつつありました．結果，ピオグリタゾンの全国での使用状況は製薬メーカーにとって厳しいものでした．

②. 今だからいえる，エビデンスに翻弄されたピオグリタゾン

　ところがその後，大きな転換点がありました．心血管系疾患の既往のある２型糖尿病患者に対してピオグリタゾンを介入した PROACTIVE 試験が発表されたのです．結果は，主要エンドポイントである心血管系疾患の複合エンドポイント（総死亡，非致死性心筋梗塞，脳卒中，急性冠症候群，足切断，冠血管再建術，下肢血管再建術の抑制）では有意差を認めず，ネガティブなものだったのですが，主要？副次エンドポイント（この表現自体がいかにも怪しい）である心筋梗塞の発症については有意に抑制という結果になったのです（図 1）．本来，主要エンドポイントが証明されなかったわけですからピオグリタゾンは心血管系疾患の抑制効果はなさそうとなるはずだったのですが，当時はまだ RCT の解釈についてもかなり未熟な世の中だったのでしょう．副次エンドポイントにおける心筋梗塞抑制効果のみが独り歩きし，ピオグリタゾンは心筋梗塞の発症や再発を抑制する糖尿病治療薬だと認識されるようになっていきました．その当時，この薬はレスポンダー

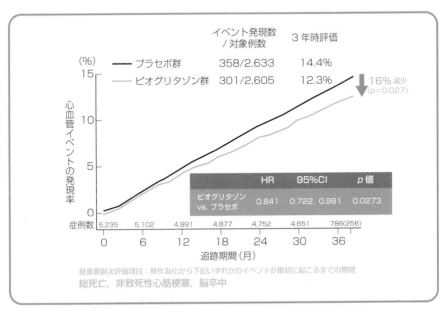

図 1　PROACTIVE 試験の主要評価項目ではなく最重要副次評価項目
(Dormandy JA et al. Lancet 366: 1279-1289, 2005 より引用)

を選ぶ処方が難しい薬として主に糖尿病専門医によって処方されていました．たとえば，DPP4阻害薬は2型糖尿病患者のかなりの割合で効果を表すように思いますが，それに比べるとチアゾリジン薬は「玄人好み」の薬だと思います．効果的な患者には代用薬がないといえるほどよく効くのにそうでない患者ではまるで効かない．そうなると売り上げは伸びません．そんなときにPROACTIVEが発表されたのです．

　実はPROACTIVE試験発表以後，この薬は糖尿病専門医ではなく循環器専門医によって爆発的に処方されました．血糖コントロールに対する効果はそっちのけで心筋梗塞再発予防目的の使用です．まるでアスピリンや抗血小板薬のようなイメージですね．心臓カテーテルのあとに所見のある患者にルーチンで使用している循環器内科医もおられました．この薬剤はPPARγという核内受容体を介して遺伝子発現を調節した結果，血糖降下効果を表す糖尿病治療薬でその作用機序だけみると副腎皮質ホルモンに似ています．これは効果も高いけれど，副作用すなわち依存性もある可能性を意味しています．決してアスピリンではないのです．ちょっと危険な状況だと思っていたら，なんとある糖尿病専門医からは「ピオグリタゾンがあればすべてOK，インスリンももう要らない」といった内容の書籍まで登場し，世も末という状況にまでいたりました．今ではこの薬も発売10年を過ぎて，販売特許が切れてしまい，宣伝するメーカーもなく，そこまで気にする必要がないと思われる膀胱癌発症率増加や骨折の危惧から，ほとんど処方されない状況になっています．しかし，私から見れば絶対に必要な薬だと思います．このように発売以来適正に使用されてきたかという大きな疑問のあるチアゾリジン薬ですが，この薬が糖尿病治療薬であることを忘れてはいけません．たとえば，血糖コントロールはよくならないけど合併症を抑制する効果がRCTで証明されているのだからそのために投与するというのは間違いなく邪道でしょう．もちろん先に述べたSGLT2阻害薬の臓器保護作用は血糖コントロールとはまったく関係のないところで作用しているようですので，それはそれでそのための薬，臓器保護薬として確立されればよいのです．しかし，血糖コントロールが大して悪くもないのにステント留置後にピオグリタゾンを投与するというのは，どこからみてもおかしいのです．結局ちゃんと理解されないままにRCTに翻弄されて使われてきたチアゾリジン薬，私はこの薬が哀れで仕方ありません．

③. 中止が怖い！ とても怖い！

　ある研究会に出席した際，ピオグリタゾンの実地の臨床研究の発表を聞く機会がありました．当時大阪のベルランド総合病院に勤務されていた大森一生先生（現大阪大学内分泌代謝学）の発表です．この発表の結論で興味を持ったのは，

　　①ピオグリタゾンは効く人にはすごくよく効く薬，しかし，投与してみないとどんな患者に効くのかわからない．

　　②やめてみると極端に悪くなる患者がいる．そのことでこの薬の著効例であったことが判明する．

という2点です．確かにそのとおりだなと思っていたのですが，それなりの数のピオグリタゾン使用例を対象とした研究があまり発表されていなかったので，とても興味を持ちました．この薬剤は脂肪細胞の分化誘導をすることによりブドウ糖を中性脂肪に変化させるため，効果の高い患者ほど太りやすい傾向があると思います．つまり，作用機序からいうとこの薬を使ったあとは「太ってこそ効果あり！」ということです．もちろんコントロールがよくなることにより食事療法のモチベーションが上がってあまり太らずにコントロールの改善がみられる患者も多いですが，多くの場合はそれでも体内の内臓脂肪が皮下脂肪にシフトしている可能性は高いです．そんな状態の患者への投与を中止するといったい何が起こるでしょうか？　中性脂肪を貯め込んだ皮下脂肪はピオグリタゾンがなくなってしまうとこれ以降分化することができなくなるため，中性脂肪の居場所がなくなります．すると居場所を失った中性脂肪は内臓や肝細胞内に移動して，血糖コントロールは極端に悪化します．悪化の速度は患者によりまちまちですが，半年ぐらいかかって悪くなる患者もかなり多いというデータを前出の大森先生は報告しています．肝機能が上昇して脂肪肝を呈し，内臓脂肪が復活して全身のインスリン感受性が悪化，メタボの復活となるのです．私の経験でもこのような患者は何例もいます．特に同効薬であるロシグリタゾン（日本では未発売）が心筋梗塞を増やすといったデータが一時信じられて（のちに有意差なしとなる），循環器の先生たちが同じチアゾリジン薬だからといってこぞってピオグリタゾンを中止した際（ここでもなぜかピオグリタゾンを循環器内科医が処方していた），手のつけられないような悪化（HbA1c 6％台から10％台など）が頻発しました．そのような患者は同じインスリン抵抗性改善薬であるビグアナイド薬などではうんともすんとも効かず，インス

リンで何とかコントロールしようとしてもすごく大量の単位数が必要となりました．慌ててピオグリタゾンを再開すると劇的に改善！やめてみると極端にコントロールが悪くなる患者こそ，この薬が著効していた患者だったのです．やめるときに本当に気をつける必要があることをよーく覚えておいて欲しいと思います．

7 SU薬

1. もういらない薬なのか

　SU薬といえばイコール糖尿病の飲み薬というのは今から30年あまり前の話でしょうか．当時，ビグアナイド薬もあるにはありましたが，乳酸アシドーシスが怖くて多くの医師は使用せず，とにかく，食事運動療法→SU薬投与→NPHインスリン朝1回，といったシンプルな治療計画しかありませんでした．NPHインスリンが投与されるまではSU薬は最大用量まで投与され，もうβ細胞がヘトヘトになったときにインスリンが導入されるため，インスリン治療自体もあまりうまくいかなかったように思います．また，インスリン治療を受ける前に投与されていたSU薬は，インスリン注射を開始するときに必ず中止するというのが常識でした．インスリン治療をするからには薬でβ細胞をこれ以上疲弊させないというのが理由だったと思います．ところが時代は変わって，現在，インスリンを始めるとき，特に外来診療でインスリンを始めるときにそんなことを考えている医師は少ないですよね．流行りの外来インスリン導入法であるBOT (Basal-supported Oral Therapy) はまさに導入前から飲んでいた薬の力を借りて基礎インスリンで治療するというものです．何より効いていないと思っている経口薬，特にSU薬を急にやめると，コントロールの急速かつ顕著な悪化をきたすおそれがあります．薬はそのままでインスリンを上乗せするというのが安全です（急速な悪化がないという意味で）．ただしSU薬を極量近く使っているような患者では少量に減らすのがよいでしょう．低血糖を減らすという意味に加えて，この段階ではたくさん飲んでも少しにしてもあまり効果が変わらないといったところが正直なところです．

　さて，最近のSU薬使用のもうひとつのトレンドは，インスリン併用時に減らすということに加えて，そうでないときも少量だけ使うということです．昔は他に手がなかったので極量まで使用するというのが常識でしたが，経験的に極量の半分を超えて増量したところでほとんどコントロールは改善せず時間の無駄になるということを，おそらく誰もが知っています．グリメピリド（アマリール）ならば2mgまで（私は1mgまでしか使いません），グリクラジド（グリミクロン）なら40mgまででしょう．グリベンクラミド（ダオニール，オイグルコン）は作用時間

が長く，夜間低血糖を起こす頻度が高いので基本的には使いません.

　もう一点，SU薬を使用して安全に治療するためのポイントは，目標の血糖コントロールです．特に高齢者ではHbA1cは6％台後半までがお勧めです．6％台前半まで下げると，夜間低血糖を起こす可能性が高くなります．5％台なんて絶対避けるべきです．日本老年医学会・日本糖尿病学会から発表されている高齢者の血糖コントロール目標を図1に示します．これをみると低血糖を起こしうる薬剤であるインスリン，SU薬，グリニド薬(個人的にはグリニド薬は他の薬とはいっしょじゃないよなと思っていますが…)を使用する際の高齢者のコントロール目標は，認知機能やADLがまったく問題ない場合でも7.5％未満に設定されており，認知症があれば8.5％未満と跳ね上がります．もちろんCGMなどを用いて低血糖が起こっていないことが確認できるのであればわざわざコントロールを悪くする必要はないと思いますが，それでもSU薬を使っている場合はこの指針を守るべきだなと思います.

　そんなSU薬，危険だし，よい薬が今はいっぱいあるからもう要らないでしょうという意見を時々耳にします．本当でしょうか？　私は今でもSU薬，とっても大切な糖尿病治療薬と考えています．もちろん以前のような何でもかんでもSU薬でよいわけはありません．しかし，患者によってこの薬は第一選択薬になることもあると思います．実際，私はこの1年で第一選択薬としてSU薬を処方した患者が何人かいます．若い先生はこの薬をたくさん使ってコントロール不良となっている患者を入院でインスリン治療することが多いので，「ダメな」薬だと思っているのではないかなと思います．そのうえ「低血糖を起こしやすいから危険」とくるから仕方ないでしょうか．しかし，まったく使わなくなるのは大変よろしくないと思います．もとより日本人を含むアジア人種は内因性インスリン分泌能が欧米人に劣るといわれています．欧米人には200 kgを超えるような超肥満の人がけっこう多いのに日本人には滅多にいないことをみればなるほどと思います．インスリン分泌が弱い日本人は食べ過ぎるとインスリン抵抗性にβ細胞が耐え兼ねて糖尿病を発症するので，そんなに太ることができないのです．ですから，もともと食生活に問題もない肥満のない2型糖尿病患者には，ある程度インスリン分泌を刺激して底上げしてあげることでコントロールが改善する人が少なくなく，そんな患者にはメトホルミンに次ぐ第二選択薬，あるいは第一選択薬となるでしょう．ただし，その患者の血糖プロファイルには注意を払う必要があります．すなわち，インスリン分泌の低下といっても追加分泌が落ちて食後高血糖になってい

		カテゴリーⅠ	カテゴリーⅡ	カテゴリーⅢ
患者の特徴・健康状態注1)		①認知機能正常 かつ ②ADL自立	①軽度認知障害〜軽度認知症 または ②手段的ADL低下，基本的ADL自立	①中等度以上の認知症 または ②基本的ADL低下 または ③多くの併存疾患や機能障害

		カテゴリーⅠ		カテゴリーⅡ	カテゴリーⅢ
重症低血糖が危惧される薬剤（インスリン製剤，SU薬，グリニド薬など）の使用	なし 注2)	7.0%未満		7.0%未満	8.0%未満
	あり 注3)	65歳以上75歳未満 7.5%未満（下限6.5%）	75歳以上 8.0%未満（下限7.0%）	8.0%未満（下限7.0%）	8.5%未満（下限7.5%）

図1　高齢者糖尿病の血糖コントロール目標（HbA1c値）

　治療目標は，年齢，罹病期間，低血糖の危険性，サポート体制などに加え，高齢者では認知機能や基本的ADL，手段的ADL，併存疾患なども考慮して個別に設定する．ただし，加齢に伴って重症低血糖の危険性が高くなることに十分注意する．

　注1：認知機能や基本的ADL（着衣，移動，入浴，トイレの使用など），手段的ADL（IADL：買い物，食事の準備，服薬管理，金銭管理など）の評価に関しては，日本老年医学会のホームページ（http://www.jpn-geriat-soc.or.jp/）を参照する．エンドオブライフの状態では，著しい高血糖を防止し，それに伴う脱水や急性合併症を予防する治療を優先する．

　注2：高齢者糖尿病においても，合併症予防のための目標は7.0%未満である．ただし，適切な食事療法や運動療法だけで達成可能な場合，または薬物療法の副作用なく達成可能な場合の目標を6.0%未満，治療の強化が難しい場合の目標を8.0%未満とする．下限を設けない．カテゴリーⅢに該当する状態で，多剤併用による有害作用が懸念される場合や，重篤な併存疾患を有し，社会的サポートが乏しい場合などには，8.5%未満を目標とすることも許容される．

　注3：糖尿病罹病期間も考慮し，合併症発症・進展阻止が優先される場合には，重症低血糖を予防する対策を講じつつ，個々の高齢者ごとに個別の目標や下限を設定してもよい．65歳未満からこれらの薬剤を用いて治療中であり，かつ血糖コントロール状態が表の目標や下限を下回る場合には，基本的に現状を維持するが，重症低血糖に十分注意する．グリニド薬は，種類・使用量・血糖値などを勘案し，重症低血糖が危惧されない薬剤に分類される場合もある．

　【重要な注意事項】糖尿病治療薬の使用にあたっては，日本老年医学会編「高齢者の安全な薬物療法ガイドライン」を参照すること．薬剤使用時には多剤併用を避け，副作用の出現に十分に注意する．

　（日本老年医学会・日本糖尿病学会（編・著）．高齢者糖尿病診療ガイドライン2017，南江堂，p.46，2017より許諾を得て転載）

るけど空腹時血糖はほとんど正常範囲という人にSU薬を投与すると，夜間低血糖は必発でしょう．基礎分泌の低下があって空腹時血糖値が高く，メトホルミンでも抑制できないような患者はこの薬がぴったりくるものと考えます．その意味で患者のHbA1cばかりみるのではなく，診察ごとに測る血糖値にもちゃんと注目してみてください．

2. インスリンとの併用，経験からみえること

　SU薬はインスリンでいうと基礎インスリンにあたるでしょうか？　インスリンの内因性分泌の底上げをする強力な分泌促進薬です．今でこそ外来におけるインスリン導入は基礎インスリンを用いたBOTが主流ですが，それを後押ししてきたグラルギンが発売される前までのインスリン導入はNPHで行う医師は少なく，入院でBasal Bolus Therapy（BBT）を用いて退院時に混合型の2回注射にする医師が多かったです．私がちょうど西宮市立中央病院で外来でのインスリン導入にハマっていた頃でした．BBTを外来で導入して一度に2種類のインスリンを使用することは現実的ではなかったので，Bolusインスリンのみを用いての導入をすることが圧倒的に多かったです．実際にはSU薬メインの経口血糖コントロールが不十分になった患者が対象でした．当初，内服薬をすべて中止して速効型インスリン（ヒトインスリン）を各食前に注射する3回注射を始めました．当時，のちに私のボスになるとは夢にも思っていなかった順天堂大学の河盛隆造教授がスタンダードなインスリン導入法として使っておられた方法です．その後，世界初のインスリンアナログとして発売されたヒューマログを速効型インスリンの代わりに使用し始めましたが，患者によっては速効型のときよりもコントロールが安定せず血糖コントロールが乱れてしまうことがありました．おそらく速効型の長い作用時間が，これを3回打つことにより効果がつながって少ないながら基礎インスリンの代役をつとめていたのでしょう．ですから超速効型インスリンであるヒューマログの3回注射だけでは注射後補充したインスリンが3〜4時間で消失してしまい，いわゆる基礎切れを起こしていたと思われます．超速効型インスリンは食事直前あるいは直後に注射できて，食後血糖の管理にも優れており，速効型インスリンに比べてとても好ましい作用と至便性を持っているのですが，単独で使用する場合はある程度内因性の基礎インスリンが分泌されているか，あるいはそれを刺激してあげるか，あるいは基礎インスリンを併用する必要があるのです．そこで外来導入を必要とする患者が導入前から飲んでいたSU薬をやめてしまわず，ほんの少しだけ残して超速効型インスリンと併用で治療することにしました．すると基礎切れ感の強かった超速効型インスリンの3回注射を用いた外来インスリン導入がこれまでより簡単に行えることがわかりました．内因性のインスリンを肝臓に送ることが大事なのかなと思ったりしました．これはその後頻用されるようになっ

た基礎インスリンを用いた BOT での導入ですら同様のことがいえました．SU 薬，やっぱり大事なんだなと改めて考えさせられる瞬間だったと思います．

8 GLP-1 受容体作動薬

1. 不遇の歴史

　それまで糖尿病の注射薬といえばインスリンのみでした．ですから GLP-1 受容体作動薬という注射薬の発売は糖尿病の専門医にとってもとても新鮮！でした．しかも「注射薬」だから強力というイメージが付きまといますよね．あるメーカーのパンフレットには糖尿病の病態から「根こそぎ」治すというイメージの絵が描いてあって，まるでそれは「インスリン」に代わる治療という誤解を与えるものとも私には思えました．実際に併用療法の縛り（当時は SU 薬やビグアナイド薬の効果不十分例にのみ処方可能でインスリンとの併用は不可）の関係もあり，最も頻用されていたのはインスリンからの切り替えでした．入院や外来でインスリンの 4 回注射（Basal Bolus Therapy：BBT）でコントロールが良好となっている患者を上手く GLP-1 受容体作動薬に切り替えられたといった発表が学会などでも成功例として多く発表されていました．でも，何か嫌な予感がしていました．本当にインスリンに取って代わることができるのだろうか？　それは患者によるだろうな．急激にコントロールが悪化する患者が絶対いるだろう．そんな予感が的中，インスリンからの切り替えで死亡例が数例報告されたのです．それ以降，GLP-1 受容体作動薬の市場は大きく潮が引くように，一気にしぼんだように思えました．注射とはいえインスリンの代替ではないことははじめからわかっていたのに，新しい注射薬フィーバーからちょっとオーバーランしてしまったのでしょう．現在，大きな注目を浴びている SGLT2 阻害薬はその鐵を踏まないように慎重に使用開始したのが，今から思えば正解だったかもしれません．

2. ファーストインジェクションとして基礎インスリンと GLP-1 受容体作動薬はどちらがふさわしいか？

　GLP-1 受容体作動薬が発売後伸び悩んだのは最初の死亡例だけが原因ではないと思います．そのひとつはこの薬剤が発売当初よりインスリン療法のステップアップやステップダウンの局面で使用されることが多く，その結果，専門医だけの治療薬となってしまったことにも大きく起因していると思います．現在ではインスリン療法はかなり一般医の治療法となってきているとは思いますが，まだまだステップアップすることはできていないことが多いと思います．現実には持効型溶解インスリン（基礎インスリン）1 回注射で導入をしてもコントロールが目標ラインに到達するのは半数以下です．その後のステップアップには様々な方法が提示されており，一般医にはなかなか手が出せていない状況です．おそらく GLP-1 受容体作動薬を基礎インスリンに上乗せするのが最も簡単で効果が高いです．私もそれが一番現実的だと思いますが，医療費の問題も残ります．逆に 4 回注射（BBT）中の患者のコントロールが改善したときに，その注射回数を減らす目的で GLP-1 受容体作動薬を使用する局面があります．しかし，これももともと 4 回注射をやっている患者というのが専門医に集まっているので，やはり一般的な治療として広がっていくことは期待できないでしょう．この GLP-1 受容体作動薬という注射療法が本当に有効利用されるには，やはりもっと早い段階で使用されることが必須と考えます．2018 年末に発表された欧米の糖尿病学会のガイドラインでは HbA1c 11％以上，代謝失調などがある患者以外の多くは最初の注射薬，すなわちファーストインジェクションとして基礎インスリンではなく GLP-1 受容体作動薬の導入を勧めています．実際，経口糖尿病治療薬を 2〜3 剤使用しても効果不十分な場合，基礎インスリンによる BOT を導入するか，GLP-1 受容体作動薬の導入を行うか？　どちらが優れているでしょうか？　この問いに答えてくれる基礎インスリン vs. GLP-1 受容体作動薬の試験をまとめたメタ解析を紹介しましょう．

　El Aziz らは，2 型糖尿病で SU 薬やメトホルミンで治療中にもかかわらず血糖コントロールが不十分な症例に新規で基礎インスリンを導入した患者と様々な GLP-1 受容体作動薬を導入した患者を比較した日本で行われた 2 試験を含む 19 の無作為割り付け研究をピックアップしレビューしています．主に血糖コントロール，体重への影響，低血糖頻度を比較しています．

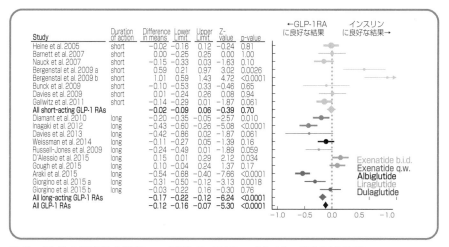

図1　GLP-1 受容体作動薬 vs. 基礎インスリン　HbA1c 変化量の比較
（Abd El Aziz et al. Diabetes Obes Metab 19: 216-27, 2017 より引用）

　図1に示すように，全体の解析では 0.2％弱の差をもって GLP-1 受容体作動薬が有意に血糖コントロールを改善しているという結果となっています．ただし，GLP-1 受容体作動薬が優位な研究もあれば，基礎インスリンが優位のものもあり，統計学的異質性が高い（集積した研究により結果のばらつきが大きい）なかでの解析といえます．さらに HbA1c で 0.2％に満たない差ですので，実際の臨床上，大きな違いとして体感することはできないと思われます．おそらくそれぞれの研究にエントリーした患者の背景により結果が変わってくるということでしょう．つまり，両者に血糖コントロールで軍配を決めるのは難しいということです．

　次に体重に対する影響です．

　図2に示すようにこの勝負は予想どおり完全に GLP-1 受容体作動薬の圧勝です．GLP-1 受容体作動薬は体重減少に，インスリンは体重増加に作用するわけですから，減量が難しい患者が多い 2 型糖尿病において減量効果を示す GLP-1 受容体作動薬がこの点において望ましい場合が圧倒的に多いでしょう．

　図には示しませんが低血糖頻度についても，予想どおり GLP-1 受容体作動薬の方が圧倒的に少ないという結果でした．これらの項目を含めた経口血糖降下薬効果不十分な 2 型糖尿病患者における GLP-1 受容体作動薬 vs. 基礎インスリンの勝負を図3にまとめてみました

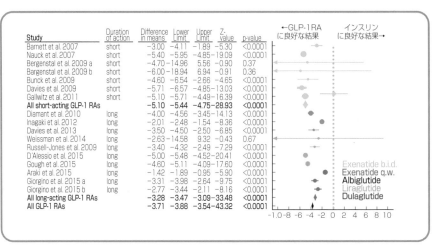

図2　GLP-1 受容体作動薬 vs. 基礎インスリン　体重変化量の比較
(Abd El Aziz et al. Diabetes Obes Metab 19: 216-27, 2017 より引用)

　前述のとおり血糖コントロールはほぼ引き分け，体重に対する有益性，低血糖頻度では GLP-1 受容体作動薬の勝利でした．用量調節の必要性に関してはどうでしょうか？　GLP-1 受容体作動薬の種類によっては何段階かに分けて増量するリラグルチドのような製剤があるものの，基本的には 0.9 mg までは増やすこととなっています (現在は 1.8 mg まで増量可能です)．これは副作用の発現を防ぐ慣らし運転であって，患者それぞれの最終用量を探しているわけではありません．一方，基礎インスリンでの導入では空腹時血糖値をモニターしながらその用量を決めていくので，患者一人一人の最終用量は主治医による調整が必要です．つまり「ひと手間」要るのは基礎インスリンですので，簡便なのは GLP-1 受容体作動薬となり，こちらに軍配をあげたいと思います．使用可能量の上限についてはどうでしょうか？　これは用量調節の必要性とは裏腹で GLP-1 受容体作動薬は決められた用量以上は使えないのに対して，インスリンは自由に用量を調節でき，上限もありません．そうなると一応インスリンに軍配が上がりますが，ただしいくらでも増量してよいというところが本当によいことばかりかというとそうとも限らないですよね．結局，過食で血糖値が上がるのをインスリンの増量で追いかけていくとどんどん体重が増えてしまうという悪循環に陥るからです．次に効果の普遍性です．GLP-1 受容体作動薬は確かに効果的な患者にはインスリンを凌駕することもあり

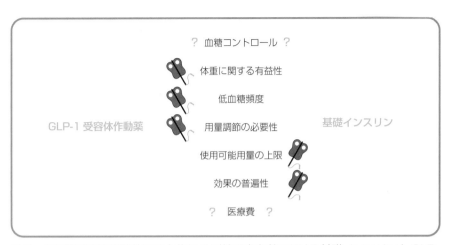

図3　経口糖尿病治療薬効果不十分な 2 型糖尿病患者における基礎インスリンと GLP-1 受容体作動薬の有用性の比較

ますが，患者によってはうんともすんとも効かないこともあります．なかなか注射の前にそれを予想するのは難しいのですが，「効果の普遍性」という意味ではかなり偏りがあるように思います．一方，インスリンに関してはもちろんその感受性によって必要な用量に差があるものの，一般的な 2 型糖尿病においては効果が出ないということはおよそないと思います．「誰でもそれなりには効く」ということでこちらに軍配をあげたいと思います．最後に費用については，これまで GLP-1 受容体作動薬は「高い！」といわれてきましたが意外にそうでもないように思います．ここでは引き分けとしていますが，その詳細は別の項でお話ししたいと思います．

　以上のような勝敗結果をご覧いただくと，多剤効果不十分例に対するファーストインジェクションはどうみても GLP-1 受容体作動薬ではないかと思います．最近では心血管疾患の発症抑制や腎保護の効果も証明されてきているのでなおさらだと思います．ヨーロッパでは心筋梗塞の既往のある 2 型糖尿病患者にはメトホルミンより先に SGLT2 阻害薬や GLP-1 受容体作動薬を使用するべきという提案もなされているようです．それなのになぜ GLP-1 受容体作動薬はわが国でここまで苦戦してきているのでしょうか？　それは次にお話ししましょう.

3. DPP4 阻害薬を使用している患者では同じインクレチン薬である GLP-1 受容体作動薬に切り替えるのは回り道だろうか？

　ここまでの話を総合すると，もっと早く使えば生きてくると思われる GLP-1 受容体作動薬です．しかし，わが国ではあまり使用量が増えていません．あるデータでは欧米では日本より健康保険の薬剤費カバーが厳しいのに，この高価な薬が 3 倍以上使用されているとも報告されています．なぜわが国では GLP-1 受容体作動薬の売り上げが伸びないのでしょうか？　それはわが国における圧倒的な DPP4 阻害薬人気が背景にあるといえましょう．DPP4 阻害薬は先述のとおり日本ではファーストラインといっても過言でない経口糖尿病治療薬です．効果の強さこそ違いますが，GLP-1 受容体作動薬と同系列のインクレチン関連薬に含まれます．「はじめに」で紹介した糖尿病治療薬のガイドラインではおなじみのメトホルミンが第一選択薬になっており（図 1），その次に使用すべきという薬のメインは SGLT2

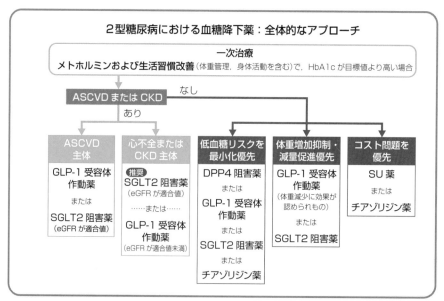

図 1　2 型糖尿病における血糖降下薬：全般的なアプローチ（第二選択薬まで）
　ASCVD：アテローム動脈硬化性心血管疾患，CKD：慢性腎疾患
　（Davies MJ et al. Diabetes Care 41: 2669-701, 2018 ; Davies MJ et al. Diabetologia 61: 2461-98, 2018 より作成）

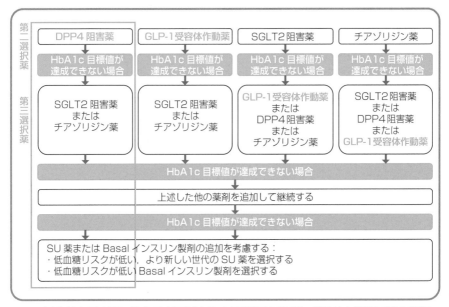

図2　低血糖を最小限に抑える必要がある2型糖尿病患者における血糖降下薬の選択
　　　（第二選択薬以降）
（Davies MJ et al. Diabetes Care 41: 2669-701, 2018 ; Davies MJ et al. Diabetologia 61: 2461-98, 2018 より作成）

阻害薬と GLP-1 受容体作動薬となっています．DPP4 阻害薬はこのなかでは「低血糖リスクを最小化優先」という項目でのみ登場しますが，わが国の2型糖尿病患者の多くの部分を占めるのは，おそらくこのカテゴリーの患者でしょう．欧米ほど心筋梗塞が多くないことに加え，低血糖を起こしたくないといえば高齢者がここに含まれるからです．ではこのカテゴリーの患者が日本の市場どおり GLP-1 受容体作動薬でなく DPP4 阻害薬を使用したとすればどうなるでしょうか？

　図2では低血糖を最小限に抑える必要がある2型糖尿病患者における第二選択の4つの糖尿病治療薬のなかで DPP4 阻害薬を選んだ場合のその後のフローを囲んでいます．よくみると第三選択薬に SGLT2 阻害薬とチアゾリジン薬がありますが，GLP-1 受容体作動薬が見当たりません．第二選択薬に SGLT2 阻害薬やチアゾリジン薬を選べば第三選択薬に GLP-1 受容体作動薬が出てくるのに，です．もうわかりましたよね．わが国でそうであるように欧米でも DPP4 阻害薬と GLP-1 受容体作動薬の併用は認められていないのです．つまり，DPP4 阻害薬を使用すると

GLP-1 受容体作動薬と切り替えない限り，この注射薬の登場機会はなくなり，最初に出てくる注射薬は基礎インスリンでそのあとに上乗せということになってしまうわけです．これまでの GLP-1 受容体作動薬の介入研究をみると，DPP4 阻害薬を使用していた患者が出てくるものは皆無といっていいぐらい見当たりません．前項図 1・図 2 のレビューの 19 試験もすべて DPP4 阻害薬は前投薬に入っていません．介入研究において切り替えというのは解釈が難しくなるからです．もともと DPP4 阻害薬を使用していた患者をどうしてもエントリーしたい場合は，必ず前もって DPP4 阻害薬を中止して半年ほどウォッシュアウトしなければなりません．日常臨床でそんなことはしませんよね．私は臨床研究をせっかくやるなら現実に遭遇する分岐点でどのような治療選択をするのがよいのかということをはっきりさせたいし，知りたいからこそ施行する意義があると考えています．わが国のように DPP4 阻害薬を使っている患者がほとんどの多剤無効例に対して，GLP-1 受容体作動薬と基礎インスリンで注射療法を始めるのにどちらが優れているのかを明らかにすることは極めて重要です．そこで以下のような研究を考案しました．研究名は「DPP4 阻害薬投与にて効果不十分な 2 型糖尿病に対するグラルギン追加あるいはリラグルチド切り替えの比較検討」Basal-supported Oral therapy Or Switching to GLP-1RA for T2DM controlled inadequately with DPP4 inhibitor (BOOST-2) 研究です．繰り返しになりますが，DPP4 阻害薬を使用しても血糖コントロールが不十分な 2 型糖尿病患者に最初の注射薬として GLP-1 受容体作動薬に「切り替える」か．基礎インスリンを「上乗せ」するのかという選択をどうすればよいかという検証研究となります．

　図 3 はこの研究のフローです．対象患者は他の経口薬は何でもよいので，とにかく DPP4 阻害薬を服用していて HbA1c が 7.0%以上 10.0%未満の糖尿病の注射療法をしたことがない 2 型糖尿病患者です．まず同意を得られた患者は DPP4 阻害薬をすべてシタグリプチンに統一して 4 週間以上投与継続します．その後，無作為に BOT 群と GLP-1 受容体作動薬群に割り付けます．n 数は 30 人対 30 人です．ここで重要なことは BOT 群，つまり基礎インスリンであるグラルギンで介入する群ではシタグリプチンを継続投与しますが，GLP-1 受容体作動薬群であるリラグルチド群ではシタグリプチンを中止とします．なぜなら先述どおり，実臨床では GLP-1 受容体作動薬と DPP4 阻害薬は保険上，併用することは認められないからです．このことはこの試験を Diabetes Therapy という医学雑誌に投稿したときに最初に Reviewer から指摘されました．「無作為割り付けの片方は DPP4 阻害

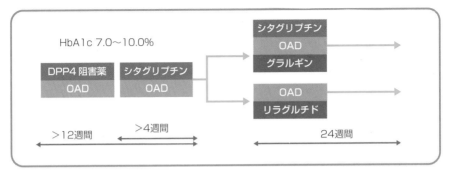

図3　DPP4 阻害薬を含むレジメンでコントロール不十分な 2 型糖尿病患者における
　　　注射導入は基礎インスリンの上乗せか GLP-1 受容体作動薬への切り替えか？
　　　（BOOST-2 研究）
OAD：DPP4 阻害薬以外の経口血糖降下薬

薬を継続するのにもう片方は中止するというのは無作為割り付け研究としては変則的ではないか？」ということです．しかし，「変則的」でないようにどちらも DPP4 阻害薬を投与する，あるいは中止するということは実際の臨床シーンではあまり考えにくいことですので，それでは臨床研究を行う意味がありません．そのようにお答えして了解を得ることができました．

　さて，この研究ですが，当初企画時にわれわれが予想したのは BOT 群の圧倒的勝利でした．なぜなら今回の患者群は DPP4 阻害薬というインクレチン薬の効果が「今一歩」となっている人たちです．同系統の薬である GLP-1 受容体作動薬にしてもどちらかというと効果が小さいのではないかと勘繰りたくなります．しかも BOT 群はシタグリプチンを継続して投与するのに GLP-1 受容体作動薬群では中止です．明らかに GLP-1 受容体作動薬群が不利ではないかと思えます．エントリー数が合計 60 名も要らないのではないかと思いつつ開始したわけです．ところが結果は図 4 のとおりです．

　予想に反して DPP4 阻害薬から切り替えたリラグルチド群とグラルギンを上乗せした BOT 群では血糖コントロールの改善度には有意な差は認められませんでした．有意に BOT 群が改善と予想していただけに「ネガティブスタディ」となってしまいましたが，このスタディの結果が示すのは「たとえ DPP4 阻害薬の効果が不十分でも，同じインクレチン関連薬で強力といわれている GLP-1 受容体作動薬に切り替えてみる値打ちはある．」ということかと思います．しかも体重に関しては

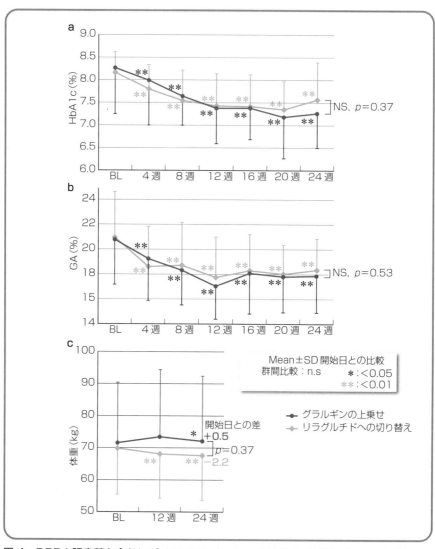

図4 DPP4 阻害薬を含むレジメンでコントロール不十分な2型糖尿病患者における
注射導入は基礎インスリンの上乗せか？ GLP-1 受容体作動薬への切り替え
か？（BOOST-2 研究）

a：HbA1c 値の変化
b：GA 値の変化
c：体重の変化
(Miyagi et al. Diabetes Ther 9: 1959-68, 2018 より引用)

図 4c のように前後差のみではありますが，リラグルチドに切り替えた群では 2.2 kg の有意な体重減少があったのに対して BOT 群では 0.5 kg の体重増加がありました

これらの結果を総合すると，GLP-1 受容体作動薬は「DPP4 阻害薬」を含む多剤経口糖尿病治療薬でコントロール不十分な 2 型糖尿病患者においてもファーストインジェクションに好適な注射薬といえるでしょう．

なお，この研究は現在医局長を務める宮城匡彦先生が学位論文として内野泰准教授といっしょにまとめてくれたもので，多数例の注射法新規導入を伴う研究であったため随分と時間がかかってしまいましたが，それでも他に同様なデザインの研究は世界中のどこにも発表されておらず，真に実臨床に役立つ臨床研究と自負するものであります (Miyagi et al. Diabetes Ther 9: 1959-68, 2018)．

4. 効果的な用量はピンからキリまで

GLP-1 受容体作動薬の副作用といえば何といっても悪心・嘔吐といった消化器症状です．この消化器症状はメーカーサイドの説明では，使用しているうちに徐々に慣れてくるといわれていますが，実際ダメな人はダメですね．なにせ慣れるまで我慢できないですから．リラグルチド（ビクトーザ）のように，慣らし運転しながら段階的に増量していく製剤でも，いきなり最小量の 0.3 mg で吐いてしまう患者もいます．でもそういう消化器症状が強く出る患者が我慢してこの製剤を注射し続けると，驚くほど血糖コントロールがよくなるのも経験します．一方，極量を打っても全然消化器症状が出ない，しかも効果も出ない，という患者もいます．おそらく GLP-1 受容体作動薬という注射薬は患者によって効き方がかなり違うのではないかと思います．さらに，もしかしたら消化器症状の強く出る患者は GLP-1 受容体作動薬がすごく効きやすいのではないかとも思います．そこでリラグルチドの注射メモリを観察してみました．この注射器（フレックスペン）は 0.3 mg に合わせるのに実は 5 メモリをカチカチ回すので，要するに 1 メモリで 0.06 mg 入るという計算になります．以前 0.3 mg，つまり 5 メモリで悪心が出て継続が難しかったある患者に 2 メモリ（＝0.12 mg）でうってもらうと，なんと！悪心はほとんどなくなったのに血糖コントロールは驚くほど改善したという経験があります．もちろんこれは添付文書外使用ということになりますが，少量の薬で済むというのならこんなうれしいことはありません．その後も数人ですが，似たような患者があり，経験的にこの注射の効果に個人差が大きい，さらに突っ込むと適量が異なるのではないかと思うようになりました．もちろん多数例の解析はしていないのであまり証拠はないのですが，そんな目でこの注射薬をみていただくと GLP-1 受容体作動薬，また面白いと思います．

5. 思い込みは怖い！ 価格とレスポンダーのはなし

　GLP-1 受容体作動薬が魅力的な薬剤であることは，本書をお読みいただくときっとわかっていただけると思います．しかし，GLP-1 受容体作動薬の問題点のひとつとして，薬剤費が高価であるということが指摘されることが多いです．ヨーロッパのある高名な糖尿病の臨床療法家に，「なぜ，欧米の注射療法のガイドラインではまず基礎インスリンを使用したあとに GLP-1 受容体作動薬を使うことになっているのか？」「GLP-1 受容体作動薬の方が血糖値も測らないでよいし，低血糖も少ないからこちらを先に使った方がよいと思いますが？」と尋ねると，開口一番「COST！」といわれました．当時はまだ欧米のガイドラインでは GLP-1 受容体作動薬は注射薬としてはセカンドラインの候補になっていたからです．さて，本当に高価なのでしょうか？　日本における薬価を参考にシミュレーションしてみると，意外や意外！　むしろ GLP-1 受容体作動薬の方が少し安いという結果になりました（図 1）．このシミュレーションは，もともと DPP4 阻害薬を使用している患

GLP-1 へ切替	
	1 日薬価（3 割負担）
週 1 回 GLP-1 受容体作動薬　0.75mg	148.4 円
その他の診療報酬	
在宅自己注射指導管理料	650 点
注射針	不要
SMBG	不要

1 ヵ月の患者負担額（3 割負担）
6,402 円

BOT へステップアップ	
	1 日薬価（3 割負担）
DPP 阻害薬 100mg 持効型溶解インスリン 18 単位	108.1 円
その他の診療報酬	
在宅自己注射指導管理料	750 点
注射針	153 円
SMBG（月 20 回）	350 点

1 ヵ月の患者負担額（3 割負担）
6,696 円

※注射針薬局受取　1 本 17 円
平成 31 年 1 月現在の薬価で計算

図 1　DPP4 阻害薬不十分例における GLP-1 受容体作動薬導入と持効型溶解インスリン上乗せの医療費比較（あくまで一例です）

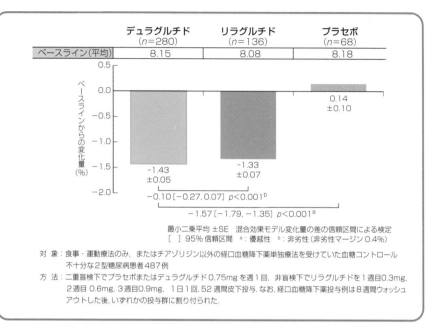

図2 HbA1c 変化量（26 週後）（週 1 回 GLP-1 受容体作動薬のデュラグルチドを用いたプラセボ・リラグルチド対照単独療法第Ⅲ相試験（H9X-JE-GBDP 試験））
（Miyagawa J et al. Diabetes Obes Metab 17: 974, 2015 より引用）

者に BOT を導入するか，GLP-1 受容体作動薬への切り替えを行うかを比較したものです．BOT では SMBG が必要で，DPP4 阻害薬を継続投与するのですが，GLP-1 受容体作動薬では原則 SMBG は必要なく，DPP4 阻害薬は中止しなければならないというところがミソです．思い込みは怖いですよね〜！

　思い込みという点ではもう一点，GLP-1 受容体作動薬のレスポンダーについてです．以前から GLP-1 受容体作動薬がどんな患者で効果が出やすいかという問いに対して，「内因性インスリン分泌能が十分残存している症例」といわれてきました．確かに作用機序からすると内因性インスリン分泌促進がその作用のひとつなので，そう考えられて当然かもしれません．しかし，わが国で行われた以下の研究結果はかなり意外なものでした．

　この研究はもともとデュラグルチド（トルリシティ）の第Ⅲ相試験として行われた検討です（図2）．

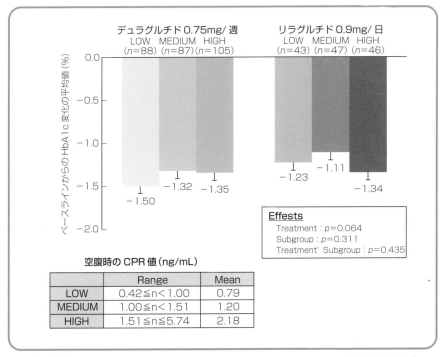

図3 投与前の β 細胞機能（空腹時血清 CPR 値）で分けた HbA1c 改善効果の差（2 つの GLP-1 受容体作動薬での検討）
(Iwamoto et al. Diabetes Ther 9: 383-94, 2018 より引用)

週 1 回注射のデュラグルチドは毎日 1 回の GLP-1 受容体作動薬リラグルチドに比し，遜色のない血糖コントロールが可能か否かをみた検討ですが，リラグルチドに対して非劣勢が証明されています．このデータのサブ解析を行ったのが図 3 です．これは両剤の比較だけでなくそれぞれの GLP-1 受容体作動薬の投与前の空腹時血清 C ペプチドの濃度（CPR 値）により患者を LOW，MEDIUM，HIGH に分けて，それぞれの群間に HbA1c の改善度に差があるかを検討しています．そうすると介入 26 週後の HbA1c の低下度は，いずれの GLP-1 受容体作動薬においても 3 群の間に差はありませんでした．驚いたのは，LOW 群の C ペプチドは平均で 0.79ng/mL，範囲では 0.42 以上 1.00ng/mL 未満という値です．おそらく誰もが「内因性分泌は十分とはいえない」と考える数字でしょう．もちろん内因性インスリン分泌能を空腹時血清 C ペプチドのみで評価することには種々ご意見があると

は思います．グルカゴン負荷試験までですると，やはりこの試験の反応と GLP-1 受容体作動薬の作用には関係があるという報告もあります．しかし，実臨床ではいつもグルカゴン負荷試験をするわけにもいきません．空腹時 C ペプチドは日常臨床でも測りやすいですし，実際内因性インスリン分泌能の指標として扱っている医師が多いと思うので，やはりこれは大事なデータではないかと思います．せっかくの優れた注射薬です．CPR 値だけ見てあきらめずに「一度は使ってみる」という姿勢，こんなところでも重要ではないかと思います．思い込みってやっぱり怖いです．

⑥. GLP-1 受容体作動薬は 1 週間製剤があればそれでよいのか？

　GLP-1 受容体作動薬として発売されたエキセナチド（バイエッタ）は 1 日 2 回注射の製材でした．すぐに追いかけて発売されたリラグルチド（ビクトーザ）は 1 日 1 回．効果の違いはあれども多くの患者は 1 日 2 回より 1 日 1 回の注射の方がよいと思うに決まっています．内服ならばまだしも注射です．注射を勧めるときに「1 日 2 回の注射が必要です」と説明するとやはり，多くの患者からは「2 回も打つのですか？」と聞き直され，怪訝そうにされます．1 日 1 回ならばその点についてはあまり突っ込まれることはないように思います．ところがリラグルチド発売から数年を経てデュラグルチド（トルリシティ）が発売されました．針は少し太めですが，何より注射が 1 週間に一度でよいのです．それまでにもう 1 剤週 1 回製材が発売されていましたが，注射器の使い勝手がもう一歩のためなかなかブームにはなりませんでした．デュラグルチドの注射器はあまり操作ステップが多くないので，高齢者にも比較的簡単に打てるというのもよかったと思います．おかげで，それまでの GLP-1 受容体作動薬の低調を一気に挽回し，より早期から導入されるようになったと思います．もう 1 種類の週 1 回製剤セマグルチド（オゼンピック）もわが国で発売され，GLP-1 受容体作動薬の中心は週 1 回製剤となるでしょう（もうなっている？）．ファーストインジェクションとしての GLP-1 受容体作動薬に導入しやすい週 1 回注射で可能ということは，毎日打たないといけない GLP-1 受容体作動薬はもう不要となるでしょうか？

　ここで先ほどの患者の反応を思い出してください．患者に注射療法を勧めるときに 1 日 1 回注射を勧めて，「え〜，毎日打つんですか！？」といた反応はほぼないですよね．でももし週 1 回の注射を経験している患者ならそのような反応をするかもしれません．ここが問題なのです．週 1 回でよいという誘い文句で，確かにファーストインジェクションである GLP-1 受容体作動薬の導入に成功する確率はそれなりに上がるとは思います．しかし，その治療で良好なコントロールが得られて安定すればよいのですが，そうとは限りません．うまくいかない，十分なコントロールが得られない，となるとインスリン治療という次のステップが必要になります．そういうことになる患者はそれなりの数がいると予想します．そうなるとたとえば 1 日 1 回でよい BOT で導入しようとしても「え〜，毎日打つんですか！？」という反応がおそらく帰ってくるでしょう．週 1 回の注射というものの

存在を知り，そんなもんだと思ってしまうことが，次のステップに進むことの障壁になってしまうことを考えておかなければなりません．私は実際の診療では若い，これから長く治療を必要とする2型糖尿病患者にGLP-1受容体作動薬をインスリン療法より先に導入するときは，できるだけ1日1回注射で導入を提案するようにしています．もちろんこの治療が奏効し，かなりコントロールがよいことが判明した場合は，週1回注射に変更することはしばしばあります．まったく効かなければBOTに変更，効果が部分的だった場合は基礎インスリンの上乗せや後述の配合剤(10章)への変更で対応することになります．すでに毎日1回の注射に慣れていれば，インスリン開始のハードルはそれほど高くないでしょう．一方，GLP-1受容体作動薬の自己注射が困難な高齢者，特に認知症のある方は最初から積極的に週1回注射製剤を用いて家族や在宅医療を用いて管理するようにしています．当然管理がしやすくてお勧めですが，必ず食欲の変化や体重の変化をモニターしてもらうようにしましょう．高齢者では食欲が落ちてしまってあまり食べられなくなってしまうことが少なからずあるので，その場合，フレイルを誘導してしまうおそれがあります．血糖値だけ管理できていても患者そのものが弱ってしまうのでは何にもなりません．たとえ太っている患者でも同様で筋肉が落ちてしまうことは，まさに「寝たきり老人」にしてしまうことになるのです．

Column 3　糖尿病治療薬の大量投与と低血糖のはなし

　SU薬やグリニド薬，もちろんインスリン製剤を使用するときは，低血糖に注意を払わなければなりません．SU薬やインスリンの大量投与に関する報告は多数あり，死亡例や脳死となったという報告が大半です．ところがグリニド薬についてはまったく報告例がありませんでした．たまたま私が順天堂大学に赴任して間もないころ，なんとそのグリニド薬であるナテグリニド90mg錠を38錠も一度に内服した自殺企図の非糖尿病患者が救急から入院となりました（Nakayama et al. Diabetes Care 28: 227, 2005）．血糖値は36mg/dLまで下がっており，ブドウ糖の静脈注射と点滴注射を継続しました．しかし，6時間後には薄いブドウ糖液の点滴のみで低血糖は起こらなくなりました．まさに速効型インスリン分泌促進薬なのです．さて，それではSU薬やグリニド薬と同じインスリン分泌促進薬に分類されるDPP4阻害薬やGLP-1受容体作動薬は大量に投与すると低血糖が起こるでしょうか？　いうまでもなく，これらインクレチン関連薬は血糖応答性のインスリン分泌促進作用を持つ糖尿病治療薬ですので，常用量の投与では低血糖は起こりません（もちろんSU薬やグリニド薬，インスリン製剤との併用ではその限りではありません）．では，常用量ではなく大量投与をしても大丈夫なのでしょうか？　DPP4阻害薬については愛媛大学の先生方がシタグリプチンの大量内服で低血糖を含む副作用がなかったことを報告しています（Furukawa et al. Endocr J 59: 13, 2012）．考えてみれば，現在日本で使用可能な週1回投与で済むDPP4阻害薬は当初は非常に高い血中濃度を示しても何ら問題ないのですから同じことなのでしょう．それではGLP-1受容体作動薬はどうでしょうか？　2011年，まだ私が順天堂大学で勤務中のとき，後期研修医の先生がビクトーザを4本一度に自己注射して自殺を図った患者を経験しました．1本18mgですから最高用量の0.9mgに合わせても20回は打たないといけません．4本だと80回．それだけでもすごいことですが，この患者すぐに運ばれてきて何度も測った血糖値はずっと100から144mg/dLの間でした．まったく低血糖はありませんでした．ただし入院中の2泊3日ずっと悪心・嘔吐で苦しんでおられました（Nakanishi et al. Diabetes Res Clin Pract 99: e3-4, 2013）．インクレチン関連薬って本当に低血糖にならないんですね．

9 インスリン

1. BOT は市民権を得た！

　ここまで様々な薬物療法の裏ワザや知っておきたい豆知識をお話してきましたが，「結局最後はインスリンなんですよね？」といわれるとフムフムといわざるを得ないです．ただし，インスリン療法の考え方もこの 10 数年でずいぶん変わってきたと思います．専門医だけの最終兵器であったインスリン療法は，基本的には「強化療法」といわれる食事運動療法を強化しつつ血糖自己測定を駆使しながら 1 日 4〜5 回のインスリン注射 Basal Bolus Therapy (BBT) を行う治療法を頂点にしたものでした．しかし，強化療法は患者の QOL を考えているとは決していえないもので，私などは患者に勧めつつ，いつも自分にはできないなあと思っているクチでした．そして何より common disease である糖尿病の最強の治療法であるインスリン療法を専門医だけが担うというのは，極めて矛盾した状況にあるとも考えていました．そんなことから今から 20 年ほど前，私は兵庫県の西宮市立中央病院内科で働いていたとき，超速効型インスリンの 3 回注射を用いた外来インスリン導入を開始しました．この方法を選んだ理由はまったくエビデンスとかではなく，実際に行うとかなりの効果があったという経験に基づいたものでした．食事のあとは血糖が上がるのだから食事のたびに打つというのは意外にわかりやすく，実際に患者から「3 回も打つんですか？」といわれることはそれほどありませんでした．それまでは混合型 2 回注射を基本にインスリンを入院導入していた私にとって 2 型糖尿病はせいぜい 1 日 2 回注射が限度だろうと思っていたので，自分でやってみて当の本人が驚いたという感じでした．当時欧米でのインスリン導入は外来ベースで眠前 1 回の NPH インスリン注射が主流でした．コントロールがあまりよくならない割に低血糖も多く，混合型 2 回の方が断然優れていると考えていたので，私のなかでのインスリン導入法の順位づけは BBT を除くと，1 位：超速効型 3 回注射，2 位：混合型 2 回注射，3 位：NPH の 1 回注射（朝 1 回か眠前 1 回）でした．ところが 2004 年西宮市立中央病院から順天堂大学に転勤となる数ヵ月前に持効型溶解インスリン，グラルギン（ランタス）が発売されました．このインスリン，NPH に替わる新しい基礎インスリンとして発売されました．作用時間

は 24 時間にわたり，NPH インスリンよりもずっと長くフラットに作用するインスリンであったため，低血糖が格段に少なくなりました．夜間の低血糖をおそれるあまり翌朝の血糖値を下げることができなかった NPH よりもずっと思い切って増量が可能で，何より一番と信じて使っていた超速効型 3 回注射法と遜色ないコントロールが達成できたのです．もちろん最初からこの方法がよいと思ったわけではありません．むしろ懐疑的だったと思います．しかし，ちょうどこのとき大学という組織に所属したのが幸いしたのです．当時の新しいボスとなった河盛隆造教授からこのグラルギンを使って「様々な治療法を試してみてくれ」というテーマが与えられました．のちに JUN-LAN Study として発表することになりましたが，要は自分の好き嫌いではなく，何でもやってみろ，ということでグラルギンの 1 回注射もやってみたというわけです．当時グラルギンをランタスとして発売していたサノフィのランタス責任者だった菅野浩一さんはなかなかの切れ者で，いろんな情報やアイデアを私に耳打ちしてくれ，大いにディスカッションしたのは忘れられず，今でも感謝の気持ちでいっぱいです．日本糖尿病学会の和文誌「糖尿病」に発表したグラルギン 1 回注射での導入 JUN-LAN Study 3 はおそらくわが国でこの方法を紹介した最初の論文となりましたが，同時にこの方法を Basal-supported Oral Therapy (BOT) として各地でお話することになり，BOT は多くの先生方から使ってもらえる名称となり，現在市民権を得たものと私は確信しています（一部の方はメーカーがつけた名称だから正式に認めないといわれているようですが，言葉というのは多くの人に使われて本物になるものです）．この方法の優れていることはコントロールがある程度よくなることはもちろんですが，1 日 1 回でよいこと，インスリン療法で最も厄介な用量調節法が単純なことでしょう．その結果，専門医の専売特許であったインスリン療法がより広く，多くの医師に「外来で」使ってもらえるようになったことだと思います．具体的な方法や注意点などについては南江堂から発売中の私の拙書，『もう迷わない！　外来インスリン療法マスターブック』をぜひともご覧いただきたいと思います．

2. インスリンの論文を読むときに注意するべきは Treat to Target

インスリン治療も昨今は多数のエビデンスが発表されて今まで勘や経験のみで行われていた時代とは隔世の感があります．そのようなエビデンス，特に製剤の血糖コントロールを比較するものが多いと思います．多くの場合は2者のインスリンの HbA1c がどうなるかを確認することが多いでしょう．世にはじめて出たアナログの基礎インスリン，グラルギンはこれまで基礎インスリンとして使用されてきた NPH と比較して，どれくらいコントロールに差があるのか大いに興味がありました．2つのインスリンの作用様式をみると話しにならないほど NPH は作用時間が短く，ピークが深夜に来るのがわかります．それに比べてグラルギンは作用時間がほぼ24時間でとてもフラットな血中濃度を示しています（図1）．

これをみると，この2つの基礎インスリンのポテンシャルはまったく違うだろうと誰もが予想します．

図2は欧米で行われたインスリングラルギンの NPH との無作為割り付け前向き介入試験 Treat to Target Study です．SU薬やメトホルミン，チアゾリジン薬を用いても血糖コントロールが不十分な2型糖尿病患者にグラルギンか NPH を就寝前

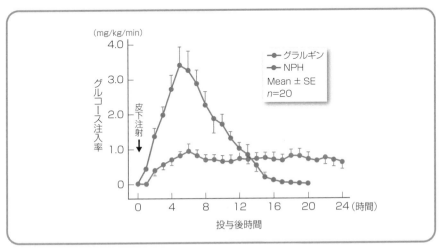

図1　グラルギンと NPH の作用動態（各インスリン製剤を皮下注射後のクランプ試験）
（Lepore M et al. Diabetes 49: 2142-8, 2000 より引用）

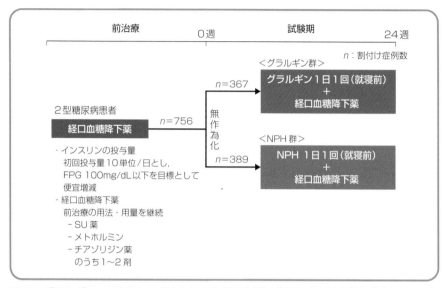

図2　グラルギン，NPH を BOT として使用した際の効果の比較—試験デザイン
(Riddle MC et al. Diabetes Care 26: 3080-6, 2003 より引用)

1回注射でインスリン導入し，空腹時血糖を 100 mg/dL を目標に増量していくという検討で 24 週後の HbA1c の値を比較することが主要評価項目です．作用動態を比較すれば，誰の目にもグラルギンの「勝ち」は，やる前から保証されているように思われます．しかし，その結果は図3のように「グラルギンは NPH と同等(非劣勢)の血糖コントロールを可能とした．」というものでした．空腹時血糖値も同様です．

　「何それ！」って感じですよね．しかし，そこにオチがあるわけではないのです．この2つの製材を空腹時血糖値 100 mg/dL を切ることを目標にかなり厳しく使って(治療アルゴリズムに従って)腹時血糖値の平均値をいずれも 120 mg/dL 程度に下げようとすると血糖コントロールの平均である HbA1c の平均値は同じでしたが，同時に低血糖の頻度がグラルギン群で減少することが示されています(図4)．いったいその低血糖の違いがどの時間帯で観察されているかというと，図5のように深夜 12 時を過ぎてから明け方までに有意な差がついているようです．

　この試験の結果をまとめると，「インスリングラルギンは血糖コントロールを NPH と同じくらい改善するが，低血糖は夜間を中心に有意に少ない．」としてよい

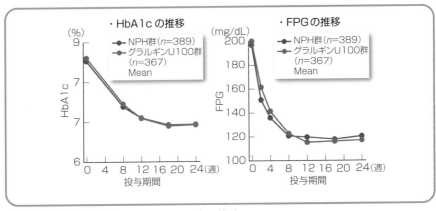

図3　HbA1c および空腹時血糖（FPG）の推移
(Riddle MC et al. Diabetes Care 26: 3080-6, 2003 より引用)

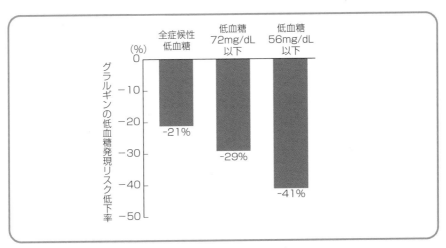

図4　NPH と比較したグラルギンの低血糖リスク低下率
(Riddle MC et al. Diabetes Care 26: 3080-6, 2003 より引用)

でしょうか？　何より実臨床でこのような結果になるのでしょうか？　おそらくそれは No でしょう．NPH を基礎インスリンとして使用した時代を思い起こすと図のような深夜帯の効果のピークがあるのは既知の事実で空腹時血糖値をだいたい130mg/dL ぐらいに持っていこうとしていたと記憶しています．とても 100mg/dL

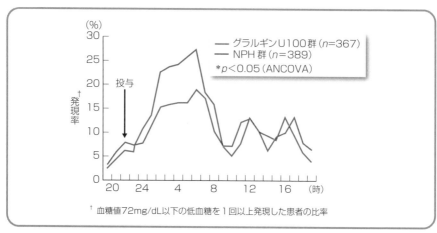

図5 低血糖の時間別発現率
(Riddle MC et al. Diabetes Care 26: 3080-6, 2003 より引用)

未満を目指すなどということはできませんでした．ところがこのような一流雑誌に載るようなインスリン製剤の RCT は話が違うのです．インスリンの使い方がそれぞれのインスリンでバラバラでは何を比べているのかさっぱりわからないことになってしまいます．もう少しわかりやすく説明すると，同じインスリンであっても「攻撃的に」インスリンを使う医師と「控えめに」インスリンを使う医師が混ざっていると，そこから出てくる結果は本来のインスリン製剤の比較ではなく，医師の使い方比較のようになってしまいます．ですから，「空腹時血糖値を100 mg/dL 未満にする」とアルゴリズムを決めたら「低血糖が起こりそう」だから増量しないのはダメです．低血糖が起こればそれ以上は増やしませんし，減らすかもしれません．誰が導入しても同じようにインスリンが増量される必要があるということです．そういう状況にあるので低血糖に差があっても HbA1c は非劣勢という結果になったわけです．

　もうおわかりのように，実臨床でこの2剤を比較すると同じような低血糖頻度で HbA1c の改善度はグラルギンに軍配となるでしょう．低血糖の少ないインスリンは実臨床では血糖コントロールをより改善できるインスリンということになるのです．

③. SAP は新しい時代へ. これなら使いたい

　インスリンポンプは主に1型糖尿病の患者のきめ細かい血糖コントロールを行うために使用される機器ですが, 機器やランニングコストが高価なため, わが国ではその市場は大きいとはいえなかったと思います. 実際には, きちんと血糖自己測定 (SMBG) を行ってそのデータをもとに使いこなす必要があるので, 価格だけでなく患者の能力ややる気に依存するところが多く, ますます使用する患者は限定されてしまいました. そんななかでインスリンポンプに持続血糖モニター (CGM) がセットになった Sensor Augmented Pump (SAP) が開発され, 2016 年ころからわが国でも使用が可能となりました. 発売と同時に私も, インスリンは注入しませんでしたが, 血糖モニター機能だけ自分自身で使ってみました. 1日に数回 SMBG で補正が必要ですが, それ以外は四六時中自分の血糖値がモニターされ続けて, うどんなどを食べるとグーっと血糖値が上がるのがわかります. カレーライスではじわじわと長時間上昇しましたね. これまで点をつないで血糖値の変動を理解していたものが線であらわされるようになったこと, 線を構成する点をみてもこれから上昇するのか下降するのか不変なのかという情報も入る. このリアルタイム CGM というのは本当に凄いと思いましたし, ちょっと怖いとも思いました. こんなに血糖値をみせられ続けると几帳面な性格の人はほとんど1日これにかかり切りになってしまいそう, ということです. 東邦大学でも多くの1型糖尿病患者にお勧めして使用者を増やし, 現在では SAP 外来をつくって精力的に使用しています. しかし, 使ってみて思うことは, ポンプと CGM の間には患者自身が介入しないと両者が併存している意味がないということです. やはりせっかく測ったデータをポンプに送って人を介さず何らかの判断をして欲しい, というのが SAP に求めるところでした. ところがそんな不安を SAP の新機種が一部クリアしてくれました. これまで使用していた機種 620G と違って新しく出た機種 (640G) は一定の血糖値を下回ったとき, あるいはその血糖値を今後下回りそうになると自動的に持続注入をストップするという機能が装備されていたのです. よりよいコントロールを目指すための装置がポンプだったのですが, この装備がついたことによりすぐに重症低血糖を起こしてしまう1型糖尿病患者に救いの手が差し伸べられたのではないかと思います. 実際当科の頻回に重度低血糖を起こす不安定型の1型糖尿病患者に前モデルと 640G を使ったときの血糖値の変

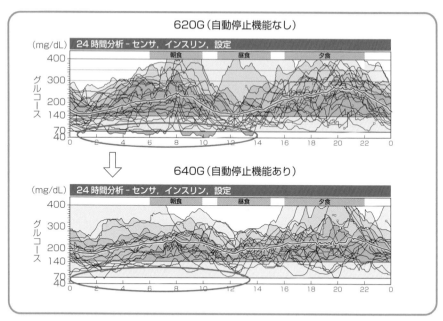

図1 SAP の自動停止機能が頻回の低血糖を著しく減らした症例の CGM データ
⬭の部分に注目すると 640G ではほとんど低血糖がなくなっているのがわかる.

動曲線をみると,夜間や朝方に頻回に起こっていた低血糖が見事になくなったのです(図 1).低血糖を頻回に起こす,しかもそれが予想外に起こる.このような不安定型,ブリトル型の 1 型糖尿病は正直,手の施しようがない(あえていうなら高止まりにしておくのが唯一の対策?)のが現実でした.この自動停止機能はまだ完全とはいえないですが,よりよい血糖コントロールを目指す方法というより患者の命を守る機能ではないかとさえ思ってしまうのは私だけでしょうか?.

10 基礎インスリン/GLP-1 受容体作動薬の配合剤

1. 高め合う配合療法．新しい考え方で使用して生きる！
持効型溶解インスリンと GLP-1 受容体作動薬，配合剤の新しい考え方(New Philosophy)

　新しい配合剤といえば新薬というよりは既存の薬剤のアドヒアランス向上や薬剤費負担の軽減というのが主な使用価値あるいは存在理由でした．つまり，これまでの配合剤の出番は，①単剤で使用して効果が不十分の場合，もう1剤を追加する代わりに合剤を処方，このことにより治療のステップアップにおける患者の受け入れがスムーズになる場合がある，②2種類の薬剤を使用している状況でそれぞれの使用量が一致した場合ひとつにまとめる．このことによりアドヒアランスが向上する．また，医療費が抑制できる，といった具合でした．一方，基礎インスリン/GLP-1 受容体作動薬配合剤は，①これまでの経口配合剤と同様の局面でのメリット．具体的には既にインスリンあるいは GLP-1 受容体作動薬を使っている患者のステップアップを図ったり，両剤を使っている患者の治療簡素化と医療費抑制，はもちろんですが，②2剤の利点と欠点を補い合いながら新しい注射製剤として最初から経口薬多剤無効例に投与して必要用量を決めていく，という新しい使い方，まるで BOT のような使い方に注目したいと思います．これまで配合剤の適用は配合された薬剤の少なくとも一方の単剤が前治療に含まれていることが必須でした．しかし IDegLira (商品名：ゾルトファイ配合注，ノボノルディスクファーマ) や IGlarLixi (商品名：ソリクア) は経口薬二次無効例にいきなり2種類の注射薬を混ぜて注射することができるのです．実際どちらがよく効いているのかはこの方法ではよくわかりません．インスリンなの？　GLP-1 受容体作動薬なの？　それはわからなくてもよいのです．それはたとえばゾルトファイの臨床データをみればわかります (図 1)．
　これはゾルトファイの日本で行われた第Ⅲ相試験の試験デザインです．DPP4 阻害薬を除く経口糖尿病治療薬で血糖コントロール不十分な日本人2型糖尿病患者に基礎インスリン (デグルデク) あるいは GLP-1 受容体作動薬 (リラグルチド) で

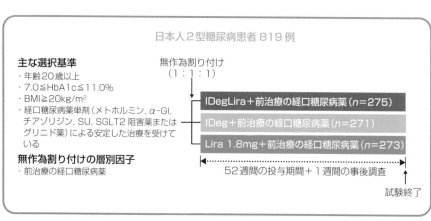

図1　DUAL I Japan 研究の試験デザイン
IDeg：デグルデク，Lira：リラグルチド
(Kaku et al. Diabetes Obes Metab 21: 2674-83, 2019 より引用)

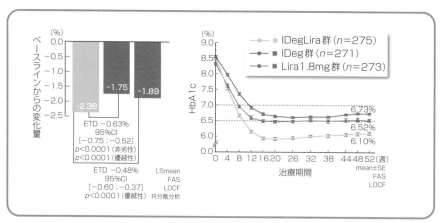

図2　HbA1c の変化量
(Kaku et al. Diabetes Obes Metab 21: 2674-83, 2019 より引用)

「注射療法」を初回導入する際にこれらと基礎インスリン/GLP-1受容体作動薬の配合剤（ゾルトファイ）をいきなり導入するのを無作為3群の割り付けで前向き非盲検介入試験を行っています．患者の平均 HbA1c は8％台中盤程度，BMI は26台です．あらかじめ定められたアルゴリズムに従って増量された各群の HbA1c の改善度を示します（図2）．

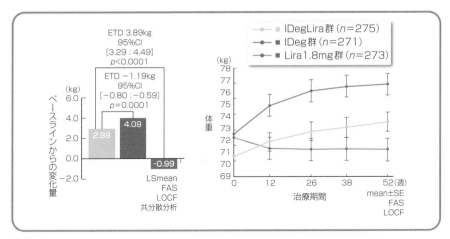

図3 体重の変化量
(Kaku et al. Diabetes Obes Metab 21: 2674-83, 2019 より引用)

配合剤で他の単剤と比較して有意な HbA1c の改善が認められました.

HbA1c の改善が高かった配合剤ですが,体重や低血糖頻度に対する作用はどうだったでしょうか?

体重は減少させるまでにはいたりませんでしたが,単剤の基礎インスリンと比較して有意に体重増加は少なかったです (図3).さらに低血糖は厳しいアルゴリズム (空腹時血糖値 90 mg/dL 以下を目指す) の影響で両群ともに多いですが,それでもこんなに目にみえる差を基礎インスリン単独につけて配合剤は低血糖頻度が少なくなっていました (図4).

この配合剤,単に混ぜ合わせてそれぞれの作用を出しているといえばそれまでですが,むしろ 2 つの注射薬がカクテルになり患者それぞれの割合で効果を高め合い,さらに副作用を打ち消し合っているといえそうです.インスリンの強力な血糖コントロール改善作用と GLP-1 受容体作動薬の減量効果と低血糖低減効果が相まみえることにより,単剤で開始するよりもより質の高い血糖コントロールが可能となるのです.この新しい配合剤の配合比はデグルデク 50 単位に対してリラグルチドが 1.8 mg です.「配合比はそれでよいのか?」という疑問が投げかけられることがしばしばありますが,GLP-1 受容体作動薬の適量は個人差が極めて大きく,簡単に配合比の適切度を予想するのは困難です.カクテルとしてその患者の

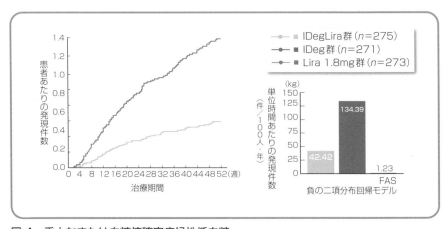

図4　重大なまたは血糖値確定症候性低血糖
(Kaku et al. Diabetes Obes Metab 21: 2674-83, 2019 より引用)

treat to target を行うことで少なくとも治験のデータはどちらの単剤を使用するよりも優れたコントロールが得られるからです．それなのに体重は増えにくく，低血糖も少ない．目を閉じて配合剤であるということを忘れて新しい優れたインスリンとして使うと凄い製剤だぞ！ということになりますよね．そもそも，これまで私たちは基礎インスリンでまず treat to target を行ったあと，GLP-1 受容体作動薬を上乗せするか，あるいは GLP-1 受容体作動薬を最大量使用したあと基礎インスリンを上乗せしてきました．配合剤のように両方の製材を少しずつ増やしていくという使い方は未経験なのです．両方の製材を同時に注射するとどちらが効いているかわからないじゃないか！という意見もあるでしょう．しかし，この際それは忘れましょう．われわれは新しい考え方，New Philosophy を持って新しい配合剤を使用して行く必要があると思います．まだまだ使用経験の少ない本剤ですが，少しその使い方のフローを考えてみました（図5）．

　誰もが考える実線のフローに加え，点線（----）のフロー（比較的やせた患者）も配合剤が使用できる可能性があると考えていますが，もう少し日常での使用が進んでくればより適応がはっきりすると思います．あくまで現在の予想図です．

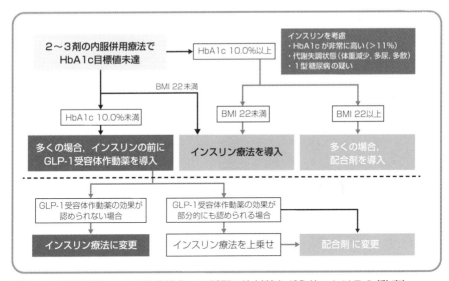

図 5　注射療法導入による治療強化，3 種類の注射薬をどう使いわける？（私案）
配合剤：IDegLira や IGlarLixi

基礎インスリン/GLP-1受容体作動薬の配合剤はIDegLira（ゾルトファイ）に続いてIGlarLixi（ソリクア）が発売され，2種類から選べるようになりました．これらの合剤それぞれ基礎インスリンはデグルデクとグラルギンU100であり，GLP-1受容体作動薬はリラグルチドとリキシセナチドという違いがあるのはもちろんですが，日常的にそれぞれで使っているその配合比に違いがあるといわれています（表1）．

表1 持効型溶解インスリン/GLP-1受容体作動薬配合剤の最大量使用時の配合用量

	基礎インスリン	GLP-1受容体作動薬
ゾルトファイ	デグルデク50単位	リラグルチド1.8mg
ソリクア	グラルギンU100 20単位	リキシセナチド20μg

2つの製剤を比べると最大用量で使われるGLP-1受容体作動薬の量に対する基礎インスリンの単位数はゾルトファイの方が随分多いようにみえます．つまり，1日1回注射でGLP-1受容体の最大容量を使いたいときにソリクアでは基礎インスリン20単位で投与できるのに，ゾルトファイでは50単位も打たなければならないのです．しかし，リラグルチド発売以来，わが国では0.9mgを最大用量として使用してきましたし，決して非力なイメージは私にはありません．ですからその観点からすると25単位の基礎インスリンを打てば十分量のGLP-1受容体作動薬が投与できると考えても差し支えないかもしれません．それでも一般的な日本人の基礎インスリン量としては25単位というのは多い方になりますからちょっとGLP-1受容体作動薬の量が少なくなってしまう可能性がありますよね．一方，ソリクアは肥満強く，インスリンの必要量が20単位を超えてしまうような患者では，上限が20単位なので頭打ちになり逆に十分なインスリンが投与できないという厳しい状況となります．要は使う患者さんをある程度予想して使い分けする必要があるということです．ゾルトファイは肥満気味で必要インスリンが多くなりそうな患者，そしてソリクアは20単位以内で済む，肥満気味ぐらいまでの患者を想定するのがよいのではないでしょうか（表2）．

表2　予想される適切な患者像（筆者の思い浮かべるイメージ）

○ゾルトファイ	BMI が 24 以上．あるいは身長が 170cm 以上あるような基礎インスリンの必要量の多くなると思われる患者．
○ソリクア	BMI が 22 以上 28 以下ぐらいまで．あるいは身長が 170cm 未満の基礎インスリン必要量がそれほど多くならないと思われる患者

（お分かりの通りどちらとも言えない患者はたくさんいるということです）

　これらの背景は最適例と思われる患者像の予想ですが，前章にも述べたように GLP-1 受容体作動薬は患者毎に有効用量のばらつきがかなりあると思われます．

　ですから私自身の意見としては表2の患者像を参考にするのは多剤無効例に対してファーストインジェクションとして使用するときの選択の目安として使っていただくのがよいのではないかと思います．一方，インスリンや GLP-1 受容体作動薬をすでに使っている患者に対してはすでにインスリンの必要量や GLP-1 受容体作動薬の効果の出方がみえているので個々の患者に合わせればよいと思います．

Column 4　EBM が最良の医療のわけがない！

　昨今 EBM という言葉が金科玉条になっている医療，だいぶん誤解されていると思います．何度も欧米の話が引き合いに出てきますが「患者中心の医療」Patient-Centered Care の意味をご存知でしょうか？　ここには 2 つの意味があるようです．ひとつは医療プロセスの企画実行評価はすべて患者を中心に行うこと，そしてもうひとつは EBM の限界を知り，患者一人一人の治療に対する反応性の違いに注意を払うことなのです．

　EBM を形作るのは RCT (Randomized Controlled Trial)，無作為割り付けにより実薬と偽薬あるいは A 薬と B 薬に配分されて一定期間の治療を行ったあと結果に有意差があるか，同一性があるかなどを証明する試験です．図のようにたとえば疾患 A の 20 人に B という治療と C という治療を交互に行うクロスオーバー法によって RCT を行いました．そしてその結果が 18 人では B の治療がよく 2 人には C の治療が優れていました．

　この試験の結果，統計学的有意差をもって A の治療には C より B の治療が優れているということが証明されました．「今後は A の疾患の患者にはみなさん，B の治療を行ってください．Evidence に基づいて！」ということです．でも立ち止まって考えてみましょう．RCT の成績でも明らかなように A の治療を行うにあたって B の治療の方が期待値が大きく成功する可能性が高いことは明らかですが，それは患者を群としてみるからいえることです．実際に治療を受ける一人一人の患者からするとこの考え方ですべての患者が B の治療を受けると 1 割の人が「はずれ」の治療を受けることにもなるのです．C が「あたり」の患者が 1 割いることを忘れてはいけません．本当の良医というものは EBM を実行することはもちろんですが，それに漏れる患者がいることを知り，Patient-Centered Care を忘れないことが重要だと思います．もちろん本書の内容にも「はずれ」はあると思います．それを指摘していただくのも読者の皆様です！

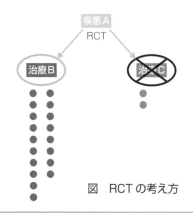

図　RCT の考え方

索 引

あとがき

　随分と時間がかかりました．ついにあとがきです．南江堂さんからお話をいただいて5年以上が経ってしまいました．申し訳ありません．

　さて，自身の糖尿病医人生を振り返ってみますとやはり1997年（平成9年）より大阪大学から西宮市立中央病院に出向したときが大きなターニングポイントでした．市中病院で極めて多くの糖尿病患者を診なければならなくなったことが，かえってこの世界にハマってしまうきっかけとなりました．当時入院がほぼ常識だったインスリンの導入を外来でやらないと対象者が限られてしまうからもったいない，といろいろ考えていたちょうどそのとき，糖尿病臨床の第一人者の一人であった河盛隆造先生に一緒に働かないかと声をかけていただきました．二つ返事でお誘いを受けたのが2004年（平成16年）．当時まだわが国でそれほど行われていなかったインスリンの臨床研究に没頭させてもらいました．これらの転機を経て，今いる東邦大学に赴任したのが2012年（平成24年）でした．インスリンに限らず様々な薬剤を駆使した血糖コントロール，そしてその先にある合併症進展予防，QOLの維持に関する研究を教室挙げて現在も展開中です．本書はそんな糖尿病にハマった20数年の間に私がこれはと思った糖尿病の各薬剤の面白いところ，注意すべきところ，そしてその時々ともに働いた先生方と作ったデータなどをエビデンスだけにこだわらず思ったまま，感じたまま書いてみました．「えー，違うでしょ」ということがあればご指摘ください．当然あるだろうと思いますが，薬は使ってみて初めて見えてくることがあるのは事実ですよね．「はじめに」に書いたように一人一人の患者の薬に対する反応性はみんな違う，これがポイントだと思います．このことも含め，本書に記した内容は多くの先生方からいただいたご指導の賜物であり，ここに改めて御礼申し上げます．

　拙書は題名どおり糖尿病の治療薬の本としてまとめましたが，糖尿病の治療の基本はもちろん食事療法と運動療法です．若い先生方は特に食事療法の指導が苦手です．なぜかというと患者には食事のカロリーだけ指定してあとは管理栄養士に丸投げすることが多いからです．1,600 kcalの糖尿病食を指示している患者に昼食として何グラムの白米が出されているかがわからない専門医がけっこういますからね．これでは困ります．

ところが大阪医科大学内科学Ⅰの前教授 花房俊昭先生からあることを教えてい
ただいて以来，食事や運動療法の指導に負けないぐらい診療の際，常に心に留め
ておかなければならないことができました．そう，ちょっと患者に向ける自分の
目が変わりました．それは「外来患者が予約の日に診察に来てくれるのを当たり前
と思ってはいけません！」というひとことでした．それを実践することにより「言
うことを聞いてくれない」患者に対する「怒り」の心も消えていきました．本書の
最後になりますが，ご紹介する文章は日本医事新報社より発刊された『医師のため
のアンガーマネジメント』（2019年5月発刊）に寄稿した文章です．出版社より許
諾をいただけたのでそのままここに紹介することにします．最後まで本書をお読
みいただき本当にありがとうございました．

医師のためのアンガーマネジメント・私はこうして怒りをマネジメントしている

「ありがとうから始めよう」

　糖尿病の専門外来をやっていると，食事療法や運動療法がど
うしてもできない患者がたくさん受診してくる．初診のときか
ら「糖尿病は食事療法が基本です．食事療法ができないと，内
服薬やインスリンを用いても良くなりません」などと，実は自
分でも実行が難しいと思っていることを患者さんに強要してい
る．さらに，「良くなりたいのに，なぜこんなに太ってくる
の？」「なぜ運動しないでゴロゴロテレビばかり見ている
の？」などと説教じみたことを，自分の父親や母親とあまり変
わらない年齢の患者に言ってしまう．そう言われた患者の中に

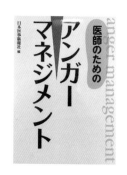

は，怒り出す人，もう二度と受診しなくなる人もいて，こちらが怒ってもあまり良い方
向には進まないことが多い．さらに，せっかく処方した薬は放ったらかしにして，テレ
ビの健康番組で宣伝しているタマネギやバナナなどをしこたま食べて血糖コントロール
を乱している患者を診ると，怒りを通り越して，もういいやと思ってしまう．

受診してくれてありがとう

　しかし考えてみよう．当たり前と思っていることが，必ずしもそうではないというこ

とを. 例えばなぜ, 診察室で目の前にそうした患者がいるのか？ それは, 自分の外来を受診しているからである. 患者は電車やバス, 自家用車, いずれにしても朝早く家を出て, 採血室で長時間待ち, さらに長い待ち時間の後, 自分の外来を受診してくれているのである. ある日, そんな患者の1人が受診して来た. 血糖コントロールは非常に悪く, インスリンを打っているのに血糖値はいつも 200mg/dL 台. どうしても間食がやめられないと言う. そこで, それを怒る代わりに, 「今日も受診してくれてありがとう」とお礼を言ってみた. 照れたその患者からは, 「せっかく先生が一生懸命診てくれているのに, 食事療法ができなくてごめんなさい」という言葉が出てきた. その後, 血糖コントロールは, 完全とは言えないが, かなり改善した. そうすると自然にこちらの心にも温かいものが溢れてきて, 優しく接することができるようになった.

ほめるネタを探してみよう

　怒る前にまず, 感謝の心. 何でもいいからほめるネタを探してみよう. 「食事療法ができない」のならば, 「正直に話してくれてありがとう」でいいのだ. 「インスリン療法は高い」と文句を言われたら, 「それなのに少しでも注射してくれてありがとう」なのだ. 初めはこうした「ありがとう」の言葉は, 患者のモチベーションを高める手段として大切だと思っていたが, 実は, 忙しい外来診療でイライラしてきたら「ありがとう」と言うことにしたら, 不思議と自分の心が落ち着く. それどころか, 「旅行に行ってたくさん食べてしまった」と言い訳する患者に, 「旅行ってどこに行ったのですか？何を食べたのですか？それはおいしかったですか？」と問いかけると, 喜々として答えてくれる. 「ありがとう. 私もそこに行って, その美味しい物を食べてみたいな」とお礼を言うと, 怒っていた自分が, いつの間にか患者との話を楽しんでいる. 明日からは何でもいい, 是非患者に「ありがとう」と言ってみよう. 医者は患者から「ありがとうございました」と言われ馴れている. そんな医師の「ありがとう」という言葉は, 自分で思っているより, ずっとステキな言葉なのだ.

2020年5月

弘世貴久

● 著者紹介 ●

弘世　貴久　（ひろせ　たかひさ）

【経　歴】

昭和 60 年　大阪医科大学卒業

昭和 60 年　大阪大学医学部第三内科研修医

平成 4 年　大阪大学大学院医学研究科内科学修了，
　　　　　　医学博士号取得

平成 4 年　米国国立衛生研究所（NIH）研究員

平成 9 年　大阪大学医学部第三内科助手

平成 9 年　西宮市立中央病院内科医長

平成 16 年　順天堂大学医学部内科学代謝内分泌学
　　　　　　講座 講師

平成 18 年　順天堂大学大学院代謝内分泌内科学
　　　　　　助教授

平成 24 年　東邦大学医学部内科学講座 糖尿病・
　　　　　　代謝・内分泌学分野 教授
　　　　　　現在に至る

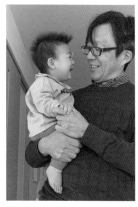

還暦を前に授かった初孫の貴也
（きなり）と

【専門分野】

糖尿病学（薬物療法，インスリン療法，患者教育，睡眠と糖尿病）

内分泌学（核内受容体の基礎的・臨床的研究）

【資　格】

日本糖尿病学会専門医，指導医

日本内分泌学会専門医，指導医

日本内科学会認定医，指導医

日本医師会認定産業医

【主な単著・編著・監修】

○これなら簡単！今すぐできる外来インスリン導入（メディカルレビュー社）2007
年［単著］

○続・これなら簡単！今すぐできる外来インスリン導入（メディカルレビュー社）
2009 年［単著］

○もう迷わない！外来インスリン療法マスターブック（南江堂）2013 年［単著］

○必ずうまくいく！入院インスリン治療マスターブック（南江堂）2016 年［編著］

○まずはこうする！次の一手はこれだ！糖尿病治療薬最新メソッド，第 3 版（日本
医事新報社）2019 年［編著］

○GLP-1 受容体作動薬　宝の持ち腐れにしないための本（フジメディカル出版）
2019 年［編著］

○病気がみえる vol.3 糖尿病・代謝・内分泌（メディックメディア）［第 1 版 2004
年から第 5 版 2019 年まで連続監修］

教科書やガイドラインではわからない！ 糖尿病薬物療法の裏ワザ，豆知識

2020 年 6 月 1 日　第 1 刷発行	著　者　弘世貴久
2021 年 4 月 1 日　第 2 刷発行	発行者　小立健太

発行所　株式会社 南 江 堂

〒113-8410　東京都文京区本郷三丁目 42 番 6 号
☎(出版) 03-3811-7236　(営業) 03-3811-7239
ホームページ https://www.nankodo.co.jp/

印刷・製本 日経印刷
装丁 渡邊真介

The Tricks and Tips of Diabetes Drug Therapy
© Nankodo Co., Ltd., 2020

定価は表紙に表示してあります．
落丁・乱丁の場合はお取り替えいたします．
ご意見・お問い合わせはホームページまでお寄せください．

Printed and Bound in Japan
ISBN978-4-524-25224-4

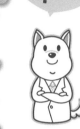